ねころんで読める

やさしい
周術期
入門

周術期管理のすべて

呉医療センター・中国がんセンター
中央手術部長・麻酔科科長
讃岐美智義

自治医科大学附属病院
周術期センター長
鈴木昭広

術前・術中・術後のキホン
ナースと多職種でおさえる

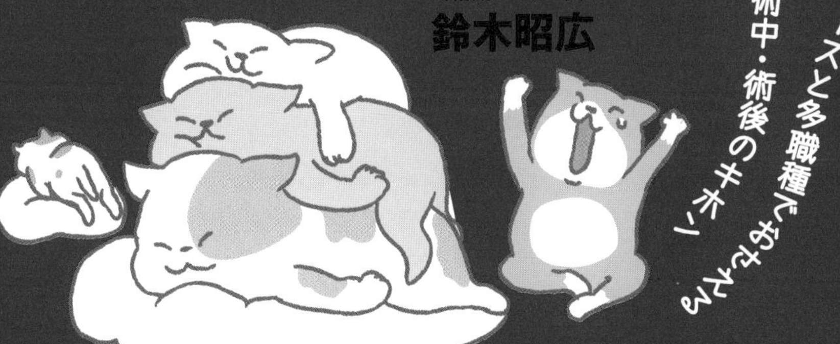

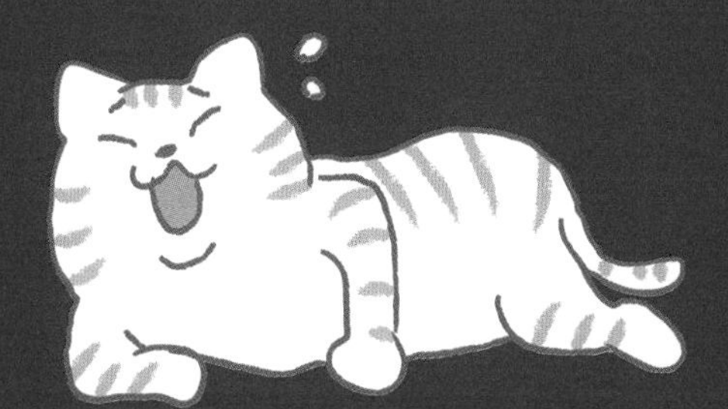

MC メディカ出版

はじめに

最近、病院内でよく聞く「周術期管理」って何でしょうか。周術期とは、手術中とその前後の期間を合わせたもので、周術期管理とは、手術のために入院してくる患者さんに対応するケアのことです。

医師や一部の看護師だけではなく、病院全体の関係各所を巻き込んで大々的に「周術期管理」を行う流れが、いま、巻き起こっています。関係各所って、どこかって？ 医師、看護師、薬剤師、臨床工学技士、管理栄養士、理学療法士、歯科医師、歯科衛生士、歯科技工士、検査技師、放射線技師、ソーシャルワーカー、医療事務など本当に病院のすべての部門です。

周術期管理とは、手術を成功させるだけでなく、手術後にできるだけ早く社会復帰してもらおうと、計画的に手術の準備をしたり、患者さんの状態を手術が決まった時点からコントロールしていく流れを指します。そのために病院内に特命チームを組んだり、「周術期管理センター」なる部署を作って対応していく動きが起きています。元気な人も元気でない人も、それなりに、いや、できるだけ早く社会復帰させるための使命を担ったチームや部署です。そこに、さまざまな職種の力を結集して周術期管理を行います。

この『ねころんで読める周術期管理のすべて』では、それぞれの職種がどのようなことを考えて、何をすべきか、周術期管理で特命チーム全員が持つべき共通の認識は何かといった今風の周術期管理に関するすべてを、とにかくやさしく、ねころんで読める程度に噛み砕きました。

周術期管理のテーマとしては２つあります。

一つは元気な人向けに、快適な術後を目指して早期の社会復帰を目指すことです。もう一つは、身体に異常がある人（身体が弱っている人）が手術を受けて重篤な状態にならないように術前から準備していくことです。

とてもやさしく解説していますので最後まで一気に読めると思います。本書で、病院内のあらゆる職種の方々、周術期に関連したサービスや医療機器、薬品などを提供している企業の方にも全体像がわかると自負しています。

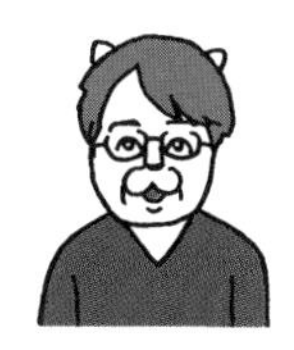

2023年5月

呉医療センター・中国がんセンター 中央手術部長・麻酔科科長

讃岐美智義

ねころんで読める
周術期管理のすべて

Contents

2章 手術と麻酔を知ろう

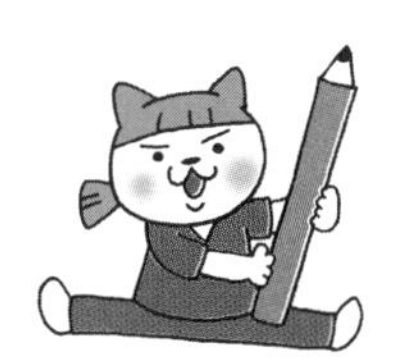

讃岐美智義

3章 周術期管理センターのキホン

鈴木昭広

4章 職業別！ 周術期の仕事図鑑

讃岐美智義・鈴木昭広

エピローグ

讃岐美智義

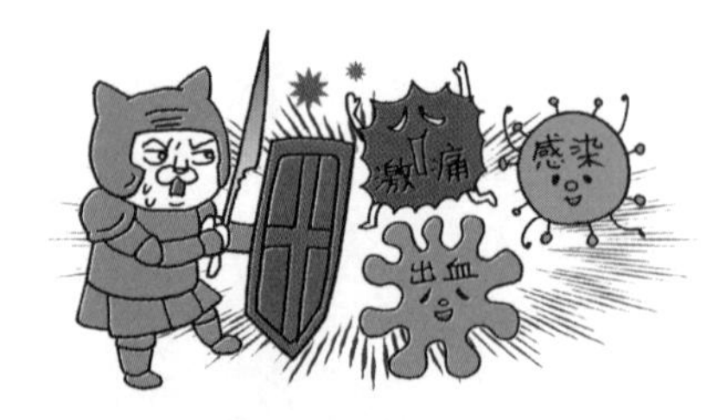

●著者紹介

讃岐美智義（さぬき みちよし）

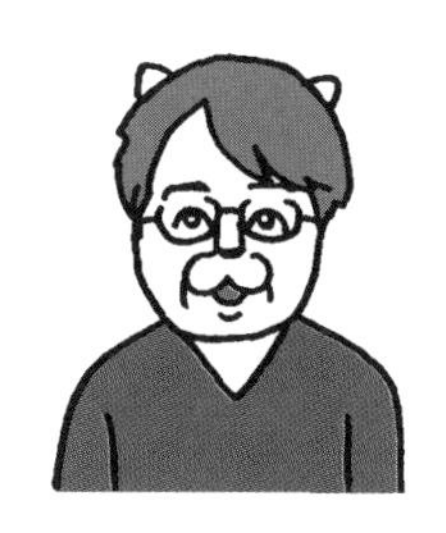

呉医療センター・中国がんセンター 中央手術部長・麻酔科科長、臨床研究部長

1987年広島大学医学部卒業、広島市立安佐市民病院、県立広島病院、広島大学病院などを経て2019年より現職。

著書

「麻酔科研修チェックノート 改訂第7版（羊土社／著）」
「麻酔科研修20日ドリル（羊土社／共著）」
「やさしくわかる！麻酔科研修 改訂第2版（学研メディカル秀潤社／著）」
「Dr. 讃岐のツルっと明解！周術期でよくつかう薬の必須ちしき（メディカ出版／著）」
「Dr. 讃岐のサラサラ明解！ 手術室モニタリングの極意（メディカ出版／著）」
など

鈴木昭広（すずき あきひろ）

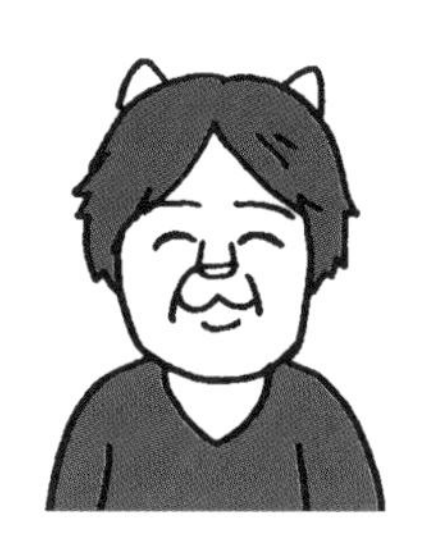

自治医科大学附属病院 周術期センター長、麻酔科教授

1991年旭川医科大学医学部卒業、同麻酔科入局、天理よろづ相談所ほか市中病院研鑽ののち、旭川医科大学救命センター、東京慈恵会医科大学麻酔科などを経て2020年より現職。

著書

「あてて見るだけ！ 劇的！ 救急エコー塾（羊土社／編集）」
「麻酔の前に知っておきたい　手術手順と麻酔のコツ（羊土社／編集）」
「こんなに役立つ肺エコー（メジカルビュー／編集）」
「こんなに役立つpoint of care超音波（メジカルビュー／編集）」
「スーさんの急変エコー 裏ワザ小ワザ（ケアネット／DVD）」
など

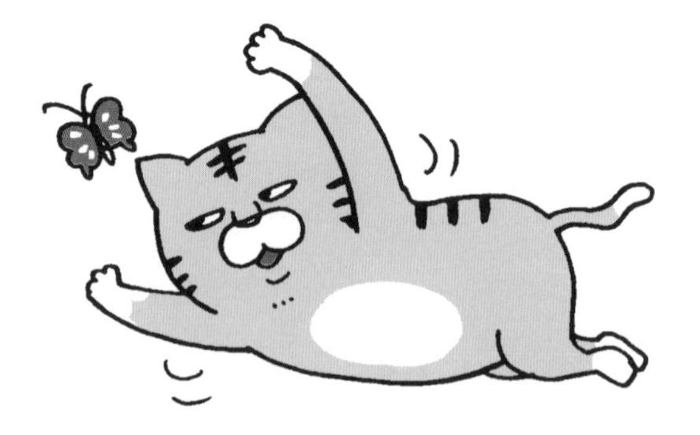

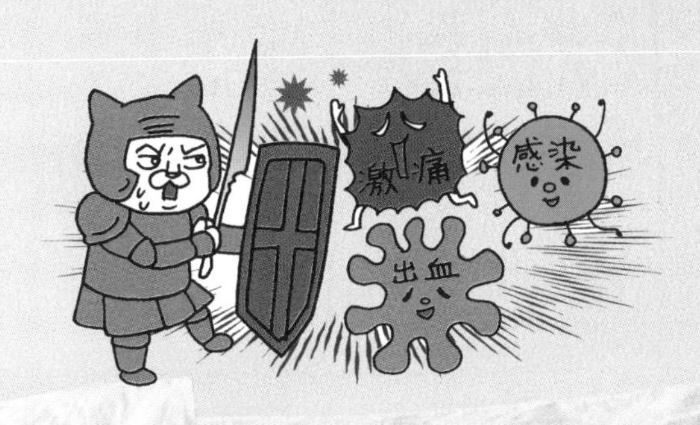

プロローグ

なぜ、いま周術期管理が熱いのか

プロローグ：なぜ、いま周術期管理が熱いのか

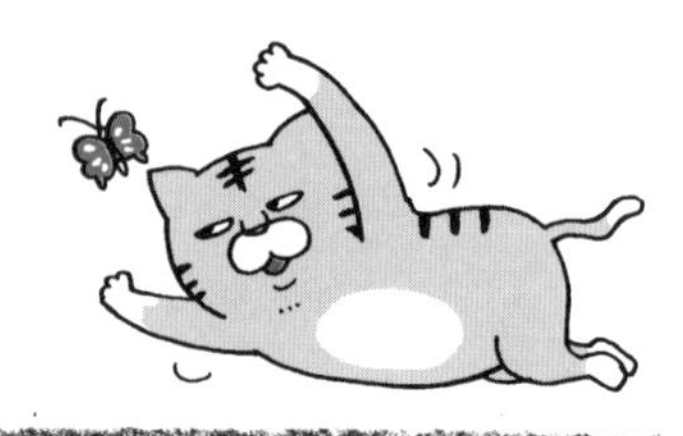

●手術は成功すればよいのか

　ドラマなどでは、手術が終了して手術室から外科医が出てくると、待ち構えていた患者さんの家族が駆け寄って来て「手術は成功ですか？」と聞くシーンがよくあります。その場合、外科医は必ず「成功です！」と答え、家族は嬉しくて涙を流すというのがお決まりです。

　しかし、手術がうまくいけば患者さんは元の生活に戻れるのでしょうか？ 例えば、体の弱ったお年寄りが大手術を受けたあと、すんなり回復するでしょうか？ ケガで大量出血して瀕死の状態で運ばれてきた患者さんが、すんなり回復するでしょうか？

　回復するとしても、相当な時間がかかることは少し考えればわかりますよね。術前に弱った状態の患者さんの場合、たとえ、**手術自体はうまくいったとしても、術後の管理のほうが大変**なのは明らかでしょう。元の社会生活に戻るには、医療チームも患者さん本人にも尋常ではない努力が必要になるのです。

●周術期とは？

　周術期とは手術の前後で医療スタッフが関与できる時期のことで、「手術が決定してから手術を行って退院するまで」を指します。その周術期というのは、手術をする患者さんにとってもとても重要です。

　手術をするのは、うまくいく見込みがあるからですよね。手術をしたあ

先生…！
どうかうちの人を
助けてください！
大丈夫
1
2
私、失敗しないので！
大○未知子ー!?
3
手術成功
ありがとうございます！
でも先生、なんか
うちの人弱ってる…!?
4
成功したはしたけど…
回復するかしないか
信じるのは
あなた次第！
都○伝説!?
そんな……!!!

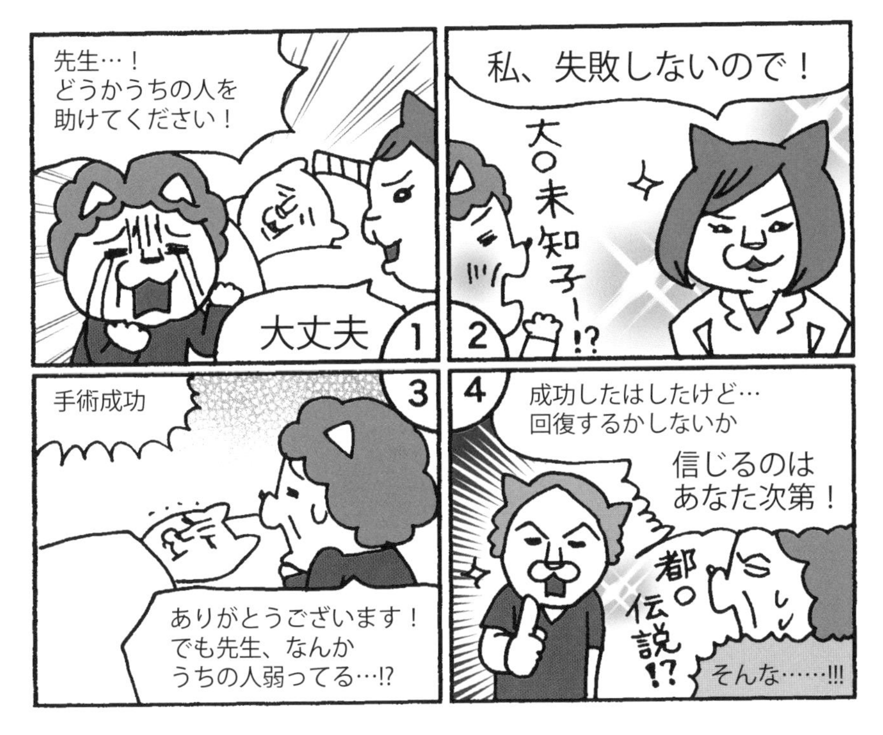

とも、元の状態に戻ることを期待しますね。ということは、手術を成功させて、その後、満足できる状態にまで回復させるには、手術が決まった瞬間から入念な準備をして手術に臨むのがいいに決まっています。低栄養で長期臥床の高齢患者さんを手術するには、それなりの準備をします。栄養状態を改善することや術前からのリハビリに加えて、コントロールできていない血圧や血糖および臓器の機能を改善して全身状態を整えます。この**準備なしでは手術がうまくいったとしても術後に良い状態にもどるとは限りません**。それどころか、手術をすれば重篤な合併症を引き起こして命を落とすかもしれません。そうなると手術は成功でも、とても悲しい結果です。

血糖値が高すぎるので
手術中止ましょう
う〜む
てやんでい先生！
俺は死なんて
怖くねぇから！
とっとと
手術してくんな！
手術しても死なないけど
失明するかもよ
治療してからに
してくだせぇ
失明したら
野球が見られ
ないじゃん
こっわ!!
死んでも見られん
けどな

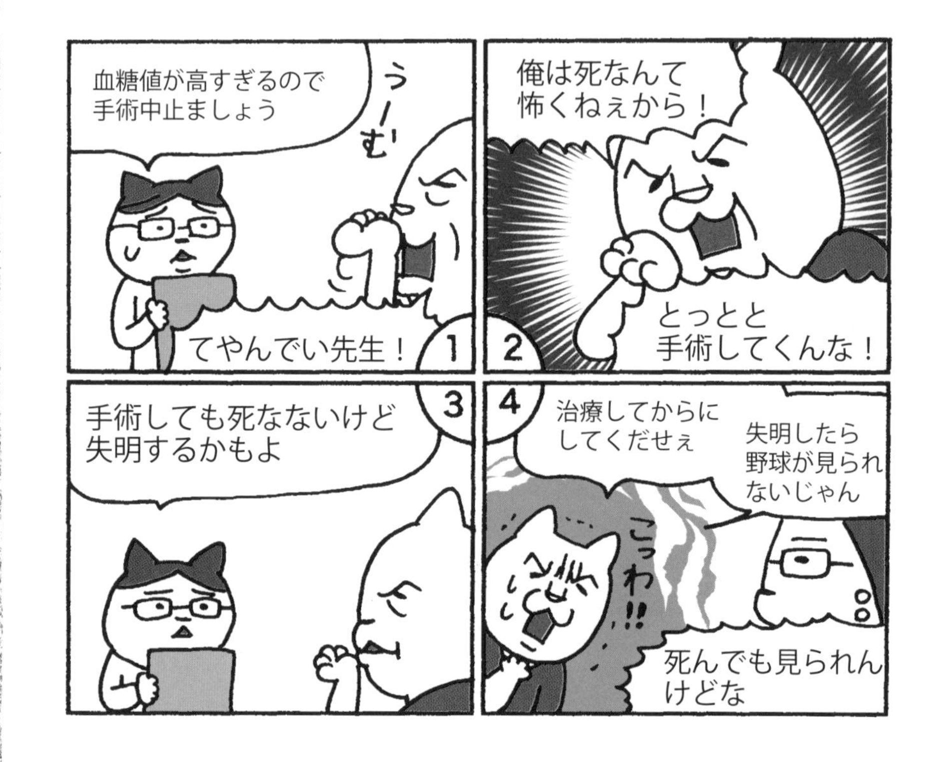

●せっかく準備するなら「早期回復」を目指す

患者さんの体力を落とすことなく、術後早期に元の生活に戻れるようにすることが周術期管理の大きな目標です。そのためには、**患者さんの回復を阻みそうな要因を知って対応することが大切**です。早期離床や早期回復のためには、術後に起きるべきことに計画的に対応する医療チーム側の準備が必要です。そして、もっと大切なことは、**起きるべきことや準備すべきことをあらかじめ患者さんに説明して、患者さん自身に術前や術後の対応への心構えをつくっておいてもらう**ことです。

また、手術に対する不安を取り除くことも大切です。そのために、外来通院のうちから術前検査だけでなく、手術や麻酔の内容に応じた術前の準備、具体的にはリハビリ、全身状態の改善、常用薬の継続・休止の判断、栄養・食事内容の調整（指導）、禁煙、歯科治療や口腔ケアによる感染予防などの対策を行う必要があるのです。

「早期回復」のためには、医療チーム側と患者さん側の双方の準備と努力が必要なのです。

●早期回復を阻む術後3大合併症

術後の疼痛管理が早期回復の鍵

術後の早期回復に影響するのは、「痛み」「悪心」「感染」です。

昔は「術後は痛みがあるのが当たり前」と考えられて、術後の痛みに対しては積極的に対策が取られているとはいいがたい状況がありました。鎮痛剤を使う程度の対策では、病床のベッドから立ち上がるのも痛くてできません。それどころか、術後のリハビリも痛くてできません。**早期離床をするのに、痛みは大敵**なのです。

最近では術後鎮痛の正しい考え方が浸透し、多くの施設で早期離床・早期回復のために「痛くない術後」を目指すような鎮痛対策をするようになってきました。IV-PCA※1やPCEA※2を活用して持続かつオンデマンドの鎮痛に加えて別の鎮痛薬の定時投与を行う**マルチモーダル鎮痛**が常識になっています。

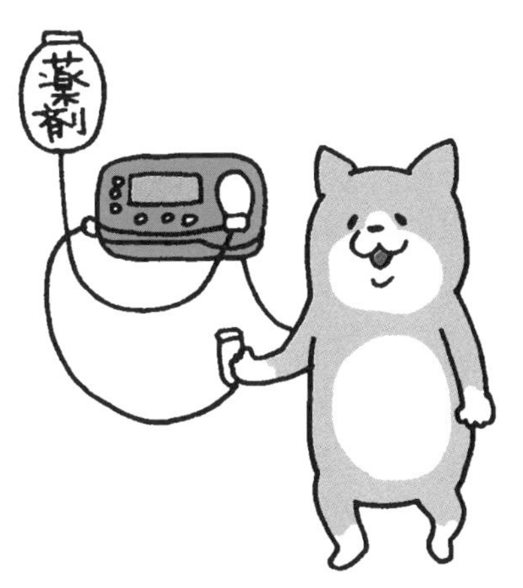

※1 IV-PCA(intravenous patient-controlled analgesia)：静脈内PCA。オピオイドを持続投与および患者さん自身が1回投与できる装置（PCAポンプ）を静脈ルートに接続して行う術後疼痛管理手段。

※2 PCEA（patient-controlled epidural analgesia）は、硬膜外腔に留置したカテーテルから、局所麻酔薬（オピオイドあり／なし）をPCAポンプで投与する術後疼痛管理手段。

痛くない術後を提供することは早期離床やリハビリの早期開始だけでなく、手術創の回復にも好影響を与えます。**術後の疼痛管理をうまく行うことで手術で傷ついた体を元に戻す役割を担っています**。トータルとして良い鎮痛を提供するために多職種で連携してシームレスな疼痛管理を行い、そこにリハビリテーションを加えることで早期離床・早期回復を目指します。

患者さんの特性や習慣に合わせて個別に対応

次に問題となるのが「悪心」（吐き気）です。原因は、麻酔薬や手術の影響、体調の変化などさまざまですが、**術後の「悪心」は食事の開始を遅らせ、手術からの回復を遅らせる**要因になります。術前に「悪心」を起こしやすいと予測される患者さんには積極的な対策が求められます。

３つめの問題は、肺炎などの感染症です。特に誤嚥性肺炎は手術からの回復を遅らせるだけでなく生命の危険につながります。これを防ぐには術前から口腔内をキレイに保っておく（口腔ケア）必要があります。歯科医師や歯科衛生士と連携し、術前から専門的な口腔ケアを行います。

また、喫煙習慣は喀痰の増加から無気肺となり、重篤な肺炎を引き起こす可能性が高くなります。手術創の治癒にも大きく影響する**喫煙は術後の回復を遅らせる困った習慣**と言わざるをえません。そのため、術前は必ず禁煙を指導しますが、禁煙は患者さん本人の努力とやる気によるものが大きく、**手術４週間前からの積極的な介入が必要**です。

術後３大合併症を引き起こすことにつながる要因を取り除くことが、早期離床や早期回復につながります。

●多職種による術後早期回復のためのチーム

2022（令和 4）年度の診療報酬改定では、術後疼痛管理チーム加算、周術期栄養管理実施加算、周術期薬剤管理加算が加わったことにより、周術期管理に対する関心が盛り上がってきました。

術後疼痛管理チームは、術後疼痛管理に関する多職種連携で、医師、看護師、薬剤師、臨床工学技士がチームをつくり、離床の改善、術後合併症の軽減、入院日数の短縮を目標とした質の高い術後疼痛管理を行うものです。これに対して術後3日間1日あたり100点の加算がつきます。

手術が決まった時点から多職種が共通の目標をもって関わり、専門的な観点から介入やサポートを行って術中や術後のリスクを管理していくのが今の周術期管理の基本的な考え方です。麻酔科医や手術室看護師だけでなく、薬剤師や臨床工学技士、管理栄養士、理学療法士などを加えたチームを形成して周術期管理を行うのが通例です。患者さんの早期回復という目標を共有しながら、緊密に連携していくことが重要なのです（図1）。

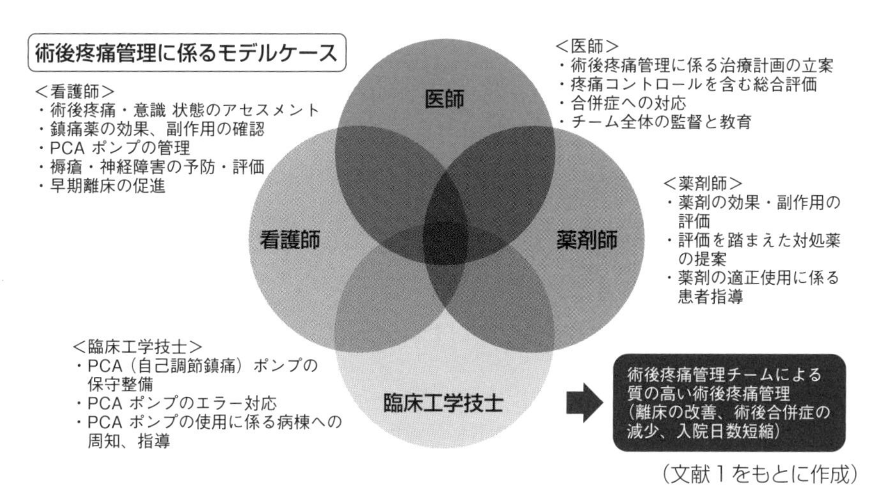

図1　術後疼痛管理の適切な推進について

●周術期管理センターがなければだめなのか

安全で快適な安心できる術前・術中・術後の環境を効率的に提供することを目的として、周術期管理センターが設立されている病院もあります。しかし、周術期管理センターという部署がなくても、周術期医療に多職種がチームを作るだけで患者管理を行うことができます。どちらの形態でも、手術のために入院治療を受ける患者さんのサポートは可能です。ただ、周術期管理センターがあるほうが効率はよいですね。

●チームみんなでできることを考えよう（もちは餅屋）

周術期に関わる医療従事者がチームをつくって患者管理を行うためには、**チームメンバー全員が同じレベルの知識と意識を持ち、患者さんの情報を共有して各職種の目線で協働する**ことが求められます。

周術期管理を理解するためには、全身麻酔がどのように行われるのか、術中に患者さんがどのような状態になっているのか、それに伴って術後に何が起きるのか、患者さんの術前状態の違いが手術・麻酔後の状態にどのように影響するのか、術前に何を準備して手術に臨むのかなどの理解が必要です。もちは餅屋といいますが、各職種の専門的な力を発揮しつつ、全員で同じ方向を向いて前進しましょう。

次章以降を、ねころんでお読みになれば、周術期管理の全体が分かるようになります。

〈引用・参考文献〉

1) 厚生労働省ホームページ．https://www.mhlw.go.jp/content/12404000/000868120.pdf（2023 年 3 月閲覧）．

第1章

周術期管理のキホン

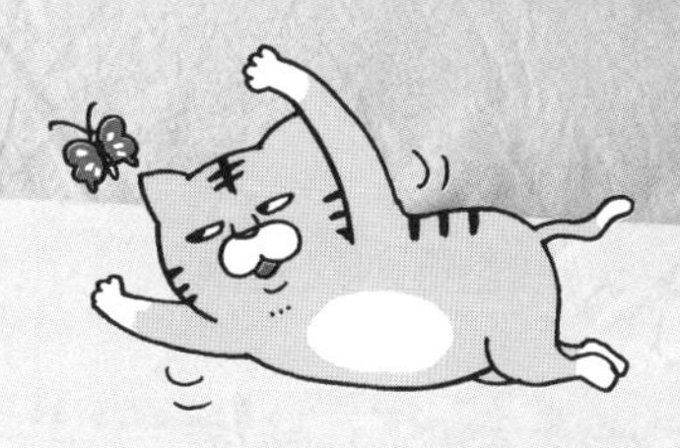

1. 誰にでも起きる「術後３大苦痛」

“いたい”“さむい”“きもちわるい”

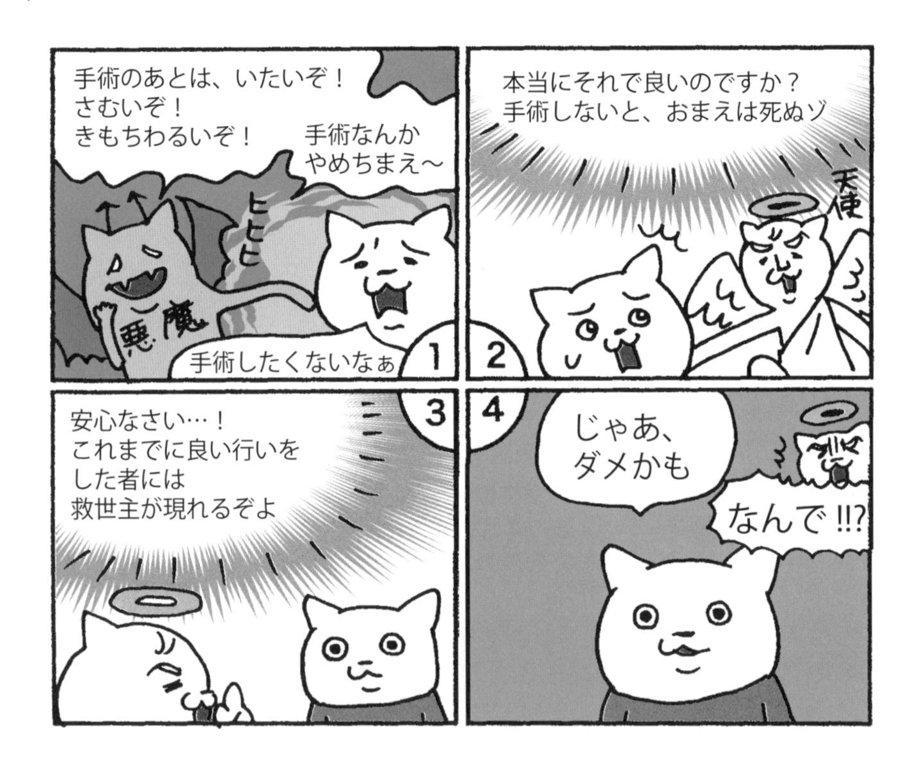

●術後３大苦痛の撲滅のため、術中に仕事をする

全身麻酔からの覚醒時（術直後）には、どんな元気な患者さんにも起こりうる３つの合併症があります。それは**“いたい”“さむい”“きもちわるい”**の３つで、周術期管理関係者には「術後３大苦痛」とよばれています。

“いたい”とは術後の痛みのこと、“さむい”とは麻酔から醒めたあとの寒気（ふるえ）のこと、“きもちわるい“とは術後の悪心・嘔吐（PONV：postoperative nausea and vomiting)「ピーオーエヌブイ」のことを指します。これらの術後３大苦痛を起こさないように、術後（麻酔覚醒後）に良い結果を出せるように、術中にきちんと仕事をすることが求められます。

“いたい”（術後の痛み）

手術による痛み（術後痛）への対応が不十分な状態で全身麻酔を醒ますと、いたいのは当たり前です。NSAIDs やアセトアミノフェンなどの静脈内投与、フェンタニルなどのオピオイドによる IV-PCA や硬膜外麻酔を併用する症例ではそのルートを用いた PCEA を麻酔覚醒前から開始して、術中から術後痛への対策を行います。

“さむい”（麻酔から醒めたあとの寒気）

覚醒時に“さむい”と感じるとふるえ（シバリング）が起きます。これは、手術中に起きた中枢温度の低下や末梢 - 中枢温度の較差を麻酔から覚醒したときに感じることが引き金になります。シバリングは、患者さん自身がつらいというだけでなく、高血圧や頻脈を引き起こして心仕事量増大や酸素消費量の増大から、術後のさまざまな合併症につながります。術後のシバリングの原因の大部分が麻酔や手術による低体温であることを考えると、それを防止するためには、麻酔開始前からの手術室の室温調節やブランケットなどによる患者さんへの加温といった対処が必須です。また、疼痛もシバリングの増強因子となるため、術中からの対応が重要です。

“きもちわるい”（術後の悪心・嘔吐）

“きもちわるい”のは、手術や麻酔による影響、術中に使用した薬剤の影響、患者さん自身の PONV の起こしやすさなども手伝って発生します。

その対応も術中から行っておく必要があります。とくにPONVを起こしやすい患者さん（危険因子は後述）には、**PONVを起こしにくい麻酔薬の選択や制吐薬の投与**などの対応が求められます。

● PONVの予測と対策

PONVが起きないように、PONVが起きやすい因子を排除し、それでも起こりやすければ対策を立てます。PONVを起こしやすい因子を調べたApfelら[1]は、**女性、非喫煙者、動揺病（乗り物酔い）やPONVの既往、術後のオピオイド（モルヒネやフェンタニルなど）の使用**の4つの危険因子のうち、同時にいくつの因子があるかで**PONVの発生率を予測できる**と報告しました（表1）。危険因子が4つあれば79%、3つでは61%、2つでは39%、1つのときには21%の患者さんにPONVが生じ、危険因子がまったくなくても10%の患者さんに起きます。危険因子数が「0、1、2、3、4」の場合、それぞれ「10%、20%、40%、60%、80%」のPONVの発生率があると覚えます（表2）。

40%以上の発生が予測される患者さん（危険因子が2つ以上）では、積極的に予防することが大切で、オンダンセトロン、メトクロプラミド（プリンペラン®）、ドロペリドール（ドロレプタン®）、デキサメタゾン（デカドロン®）などを使用します。デキサメタゾン（コルチコステロイド）は手術開始時、オンダンセトロンなどの5-HT3受容体拮抗薬は手術終了時、ドロペリドールなどのドパミン受容体拮抗薬は術中に使用します。

また、術後の酸素投与を怠ったり、過少輸液によって助長されることがあるため、酸素投与や輸液量にも注意します。術中の麻酔薬に関しては、セボフルランやデスフルランよりプロポフォールを使用し、笑気を使用しないようにすることも有効[2]です。

表 1　PONV の危険因子

危険因子
女性
非喫煙者
動揺病（乗り物酔い）または PONV の既往
術後オピオイド

（文献 1 をもとに作成）

表 2　PONV の発生予測

危険因子	発生率
0	10%
1	20%
2	40%
3	60%
4	80%

（文献 1 をもとに作成）

●手術はうまくいったが、痛くて歩けない、きもちわるくて食べられないとどうなる？

下記の 3 つの状況が考えられます。

- ☑ 術後痛（いたみ）があると歩けないため、離床が妨げられてリハビリが進まない。
- ☑ 術後に歩かない（動かない）と離床が進まず、食欲も出ない。
- ☑ 術後に消化管機能が回復しない（きもちわるい）ため、食欲が出ずに経口摂取も進まない（食べられない）。

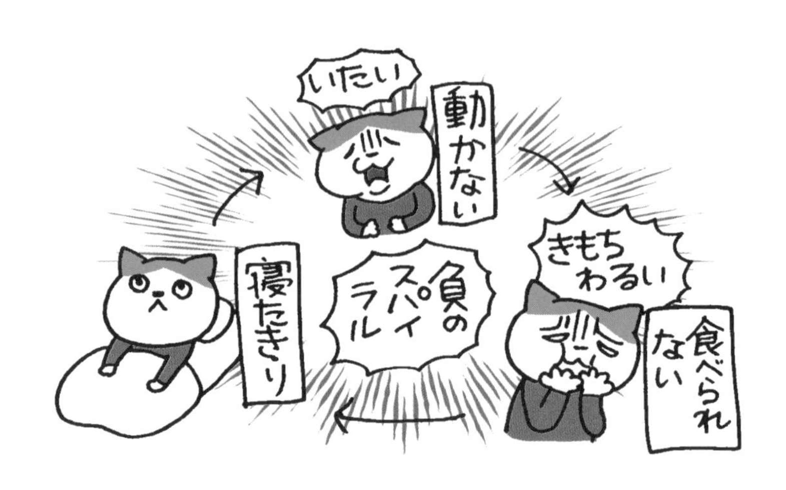
いたい
動かない
きもちわるい
食べられない
寝たきり
負のスパイラル

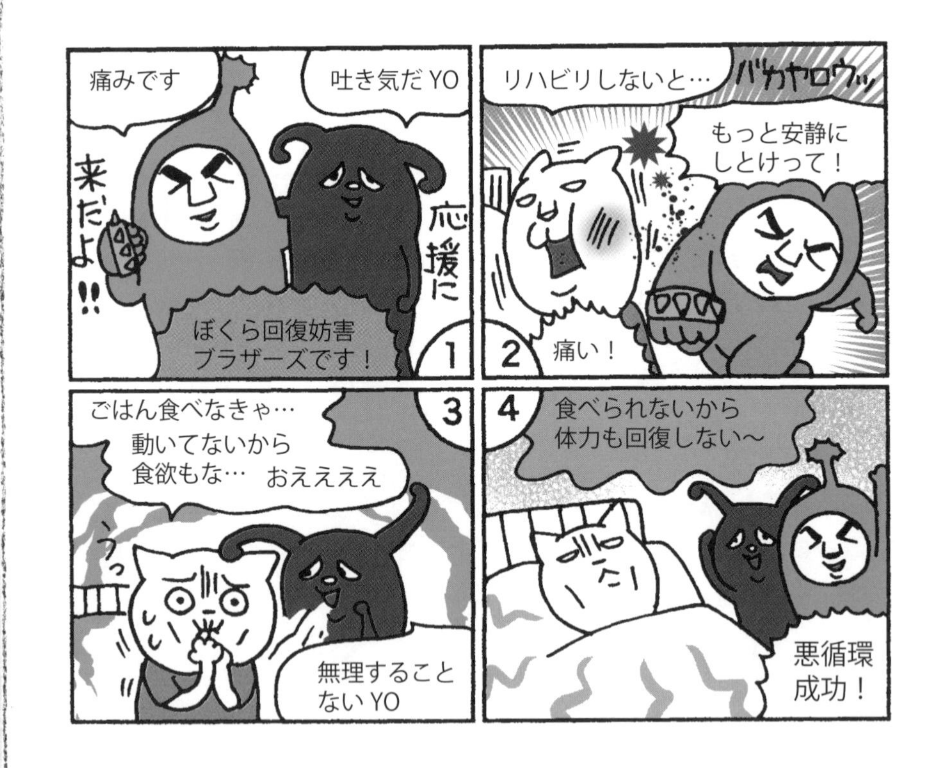
吐き気だYO
痛みです
応援に
来たよ!!
ぼくら回復妨害ブラザーズです！
1
リハビリしないと…
バカヤロウッッ
もっと安静にしとけって！
痛い！
2
ごはん食べなきゃ…
動いてないから食欲もな…　おえええええ
うっ
無理することないYO
3
4
食べられないから体力も回復しない〜
悪循環成功！

●手術できるのか？ その身体で
― 術前から術中と術後を考える

術前に考えておかなければならないことは**術後の生活**です。術後にはたして、もとの生活に戻れるのかということです。そして、現在の体力で、あるいは持病（併存合併症）がある場合に、**手術をするとどうなるのか**ということです。

術前検査や診察を経て手術に臨むなら、術前に患者さん自身の体のコンディションを整えて、手術を行ってもうまくいく身体にしておかなければなりません。術前の段階で手術が難しいと判断されたら、術前合併症は整えて、全身状態を改善して手術に臨みます。それが周術期管理の目的です。

引用・参考文献

1）Apfel, CC. et al. A simplified risk score for predicting postoperative nausea and vomiting: conclusions from cross-validations between two centers. Anesthesiology. 91（3）, 1999, 693-700.
2）Apfel, CC. et al. A factorial trial of six interventions for the prevention of postoperative nausea and vomiting. N Engl J Med. 350（24）, 2004, 2441-51.

2. 手術後に不幸になる持病

よくある併存合併症

あちゃー
これで糖尿病があれば
完璧だったのに
1
わしの腎機能障害
だれかいるか
心不全の既往と
どっちが強いかの
2
何してんですか？
たのしそうですねー
3
4
「手術後に不幸になる
持病カード」で
ゲームしとんじゃ
これが本当の
デスゲーム
やめとけ！

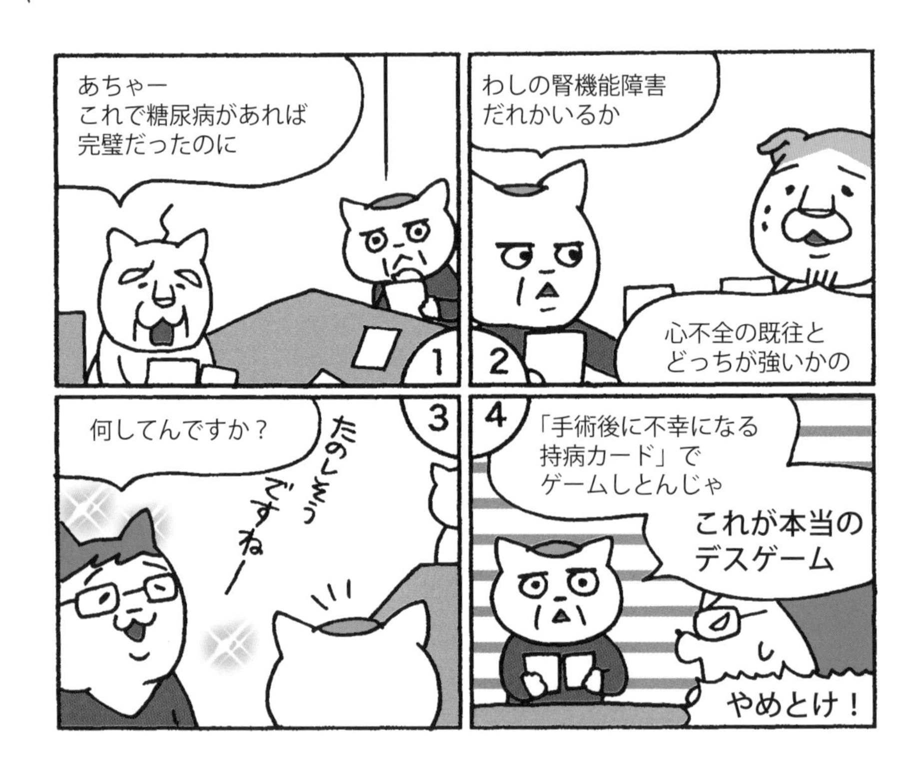

●循環器疾患

周術期にイベントが起きて患者さんが重篤な状態になるケースとして、最も多いのが**循環器系の術前合併症**です。心リスクの評価について参考になるのは「非心臓手術における合併心疾患の評価と管理に関するガイドライン」[1]にある RCRI（表 1）です。

これらの因子を持つ場合には、心血管系のイベント（心血管障害）が発

表 1　Revised Cardiac Risk Index（RCRI）

高リスク手術（胸腔内手術、腹腔内手術、鼠蹊部より上部の血管手術
虚血性心疾患（急性心筋梗塞の既往、運動負荷試験で陽性、虚血によると考えられる胸痛、亜硝酸薬の使用、異常 Q 波）
心不全の既往
脳血管障害（一過性虚血、脳梗塞）の既往
インスリンが必要な糖尿病
腎機能障害（Cr > 2.0mg/mL）

（文献 1 をもとに作成）

生しやすいとされています。入院中または 30 日までの心血管イベント率は、リスク因子 3 つ以上で平均 13.7%（非血管手術）、平均 19.0%（血管手術）となっており、リスク因子なしで平均 0.91%（非血管手術）、平均 3.2%（血管手術）です。

心事象リスクが高いケース

高血圧患者は周術期の**循環変動が大きい**ため、周術期心事象リスクが高いとされています。術前血圧は可能な限りコントロールを行いますが、長時間作用する薬剤では、**術当日の投薬に注意が必要**です。β 遮断薬や Ca 拮抗薬などは術当日の朝まで投与しますが、ACE 阻害薬や ARB を内服している患者さんは周術期低血圧を頻繁に起こすため、前日で内服を中止する必要があります。利尿薬治療は術当日まで継続可能ですが、循環血液量減少や電解質異常を起こす可能性がある場合、特に高齢者の場合は、術当日は治療を中止します。

また、**未治療でコントロール不良な高血圧**があると**周術期の血圧が不安定**となることが多く、脳卒中、心筋梗塞といった合併症につながります。

●呼吸器疾患

急性呼吸器疾患

最近の上気道感染症の既往があると、全身麻酔中、あるいは覚醒時に気管支けいれんや喉頭けいれん、気道の粘液閉塞や気管支けいれんを起こしやすくなります。**急性呼吸器疾患**では、術前の**呼吸器症状の変化を見逃さないようにする**ことが大切です。

慢性呼吸器疾患

慢性閉塞性肺疾患（**COPD**: chronic obstructive pulmonary disease）などの**慢性呼吸器疾患**では、喫煙による影響が大きいため（表2）、**術前の禁煙指導がとくに大切**です（後述）。有効な禁煙期間[2]についてはさまざまな議論がありますが、血中一酸化炭素ヘモグロビン濃度などは24時間で低下するため、最低でも1日以上の禁煙の指導が大切です。術後肺合併症を減少させるには、6～8週間の禁煙をすべきであるとされています。肺合併症が予測される症例においては、術後ではなく術前から呼吸リハビリテーションの介入が必要です。予定手術では術後の肺合併症を引き起こ

表2　禁煙の効果

20分後	血圧と脈拍が正常値まで下がる、手足の温度が上がる
8時間後	血中の一酸化炭素濃度が下がる、血中の酸素濃度が上がる
24時間後	心臓発作の可能性が少なくなる
数日後	味覚や嗅覚が改善する、歩行が楽になる
72時間後	ニコチンが身体から完全に消える、気管支が広がって呼吸が楽になる
2週間後	心臓や血管などの循環機能が改善する
1カ月後	咳やゼイゼイという呼吸音などの呼吸器症状が改善する、 スタミナが戻る、気道の自浄作用が改善して感染を起こしにくくなる

（文献3をもとに作成）

さないことが大切で、呼吸器障害によって患者さんを重篤な状態に陥れることだけは避けるべきです。

●糖尿病

心血管障害

糖尿病患者の周術期管理といえば血糖のコントロールが大切ですが、血糖調整を行った上でさらに考えておくべきことが、糖尿病の**３大合併症**（自律神経障害、心血管障害、眼合併症）です。なかでも注意すべきなのが**動脈硬化性心血管障害（冠動脈疾患、脳卒中、末梢血管疾患）**です。虚血性心疾患、特に無痛性心筋梗塞[4]では、典型的な症状が出ないまま心機能が悪化して周術期死亡につながる可能性があります。周術期の心筋梗塞[5]は、手術日を含めて３日間で発症することが多いとされているため、手術当日以降も注意が必要です。

自律神経系障害

自律神経系障害によって胃不全麻痺や胃食道逆流などを引き起こすことがあります。さらに、滑膜のグリコシル化に起因する顎関節や頚椎の関節炎により、全身麻酔時の気管挿管困難も考えられます。胃食道逆流症状を伴う裂孔ヘルニアは誤嚥のリスクがあり、対策が必要です。

血糖コントロール不良

血糖コントロールが不良である場合は高血糖によって免疫力が落ちているため、縫合不全や創部感染を起こすリスクが高くなります。また、術後の高ストレス下では体内からステロイドホルモンの分泌が促進されるために異常な高血糖になりやすく、**糖尿病性ケトアシドーシス**の発症にも注意が必要です。

●日常的にみかける術前合併症と注意点（まとめ）

よくある術前合併症と注意点を表３にまとめます。

表３　よくある術前合併症と予定手術での注意点

疾患	注意点
高血圧	日常の血圧（複数回測定）、ほかの合併症の有無、心電図変化、胸痛など。術中の低血圧では組織灌流低下を起こす（自己調節機能が健常者より高めにシフトしていることに注意）。 ARB※1、ACE※2は当日内服を避ける。
冠動脈疾患	症状、発作頻度、最終発作、持続時間、舌下剤の効果。心電図変化や症状がある場合には要注意。心筋梗塞症6カ月以内は高リスク。 Cypher、TAXUS、Endeavor、Xienceなど薬剤溶出性ステント（DES）を挿入している患者さんはアスピリンを継続したまま手術を行うが、留置から180日以降に手術を予定する。ベアメタルステント（BMS）では、30日以降に手術予定。
不整脈	動悸などの頻拍発作や徐脈、失神発作※3の有無。内服薬、ペースメーカーの患者さんではペースメーカー手帳を確認する。
喘息	罹患期間、最終発作、発作頻度、聴診所見、スパイロメトリー、気管支拡張薬の効果、Hugh-Jones分類のチェック。
COPD	感染徴候の有無、現在の喫煙の有無、スパイロメトリー（気管支拡張薬吸入後の1秒率（FEV1.0%が70％未満の場合にCOPDと診断）、Hugh-Jones分類やmMRC息切れスケール、ステロイド、β_2吸入薬。
脳血管疾患	発症日時、後遺症、現在の内服薬、心房細動の有無、CTなどの画像所見。
糖尿病	血糖値、HbA1、内服薬、インスリンの有無、合併症の評価（腎機能、眼合併症、末梢性ニューロパチー）、無症候性心筋梗塞（心機能）に注意。
肝疾患	肝炎（HBV、HCV）既往、アルコール摂取、食道静脈瘤、アルブミン、PT、血小板数、出血傾向、Child-Pugh分類のチェック。
甲状腺疾患	甲状腺機能（T3、T4、TSH）、症状の有無、甲状腺腫大、気道の評価。
血液透析	透析スケジュール、透析前後の体重、循環器合併症の評価。
関節リウマチ	ステロイド服用、頚椎病変、開口障害、腎機能、呼吸機能、貧血、四肢末梢の変形による体位の制限、点滴を穿刺しやすい静脈の確認。

※1　ARB：アンギオテンシンⅡ受容体拮抗薬
※2　ACE：アンギオテンシン変換酵素
※3　失神発作（意識消失発作）：心臓によるものと脳虚血によるものの鑑別が必要

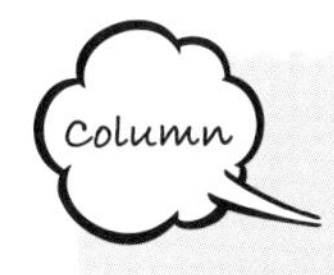

麻酔科の術前診察は、「手術前の健康診断」

麻酔科医による術前診察は、現在治療中の疾患や服用している薬剤、過去の病歴などの問診、血液検査、画像検査、心電図や肺機能検査などの生理検査の結果と身体診察をあわせて行い、術前の全身状態を評価します。

●普段、どのくらい動けるのかはとても大切

現在、どのくらい動けるのかをみる**運動耐容能**がとても大切です。運動耐容能は、**METs※換算**で表記され、4METsの運動ができれば、ある程度の手術は行えると考えられています。日常の身体動作や運動耐用能については、手術や麻酔の可否の判断や術後管理の参考になります。身体活動のMETs表[6]に基づいて判断すると、4METsが全身麻酔やメジャーな外科手術を安全に行うボーダーラインとなっています。4METsとは、階段を3階まで休まず登る、平地歩行6.4km/h以上、坂道を登る、中等度のスポーツ（ゴルフ、ボーリング、ダンス、キャッチボール）などができる程度です（表4）。

身体測定では高度肥満（BMI ≧ 30）ややせ（70歳以上の高齢者で女性20、男性22未満は栄養不良）に注目し、低栄養・フレイル・サルコペニアを術後の患者リスクと考えて、少なくとも術前2週間前から栄養指導および管理を始めることが推奨されます。

さらに、全身麻酔の術後には、肺炎などの呼吸器合併症、筋力や体力の低下による廃用症候群、食事量の減少による筋肉量低下でフレイルの進行が起こる可能性があります。それを予防するために術前からの呼吸体操（胸郭伸張運動）や腹式呼吸、インセンティブ・スパイロメトリー、排痰（huffing）指導、下肢・体幹筋力強化などのリハビリテーションが必要です。

※ METs（メッツ）：Metabolicequivalents の略で、安静時を 1METs としたとき、ある活動時には何倍の運動強度であるかを表す指標。消費カロリー（kcal）＝ 1.05 × METs ×時間×体重（kg）で計算される。

表４　日常生活におけるエネルギー消費量（METs 換算表）

1MET
食事、着替え、トイレ使用、自宅内歩行、2 ブロックの平地歩行（3.2〜4.8 km／時）自宅内での軽労作（掃除や皿洗いなど）

4METs
一続きの（3 階まで）階段、坂道を登る、平地歩行（6.4 km／時以上）、短距離走、自宅内での強労作（床のモップがけ、重い家具の移動）、中等度のスポーツ（ゴルフ、ボーリング、ダンス、ダブルスのテニス、キャッチボール）

10METs
激しいスポーツ（水泳、シングルのテニス、サッカー、野球、スキー）

引用・参考文献

1）Lee,TH.et al. Derivation and prospective validation of a simple index for prediction of cardiac risk of major noncardiac surgery. Circulation. 1999, 100, 1043-9.
2）Warner DO. Helping surgical patients quit smoking: why, when, and how. Anesth Analg. 101(2), 2005, 481-7.
3）厚生労働省 e-ヘルスネット．禁煙の効果．https://www.e-healthnet.mhlw.go.jp/information/tobacco/t-08-001.html．（2023 年 3 月閲覧）．
4）Badner, NH. et al. Myocardial infraction after noncardiac surgery. Anesthesiology. 88(3), 1998, 572-8.
5）Acharya, DU. et al. Lack of pain during myocardial infarction in diabetics —Is autonomic dysfunction responsible?. Am J Cardiol. 68(8), 1991, 793-6.
6）谷合誠一ほか．新方式による非心臓手術術前循環器スクリーニングシートの使用経験と有用性．心臓．48(8), 2014, 1071-9.
7）日本循環器学会．2022 年改訂版 非心臓手術における合併心疾患の評価と管理に関するガイドライン．https://www.j-circ.or.jp/cms/wp-content/uploads/2022/03/JCS2022_hiraoka.pdf．（2023 年 3 月閲覧）．

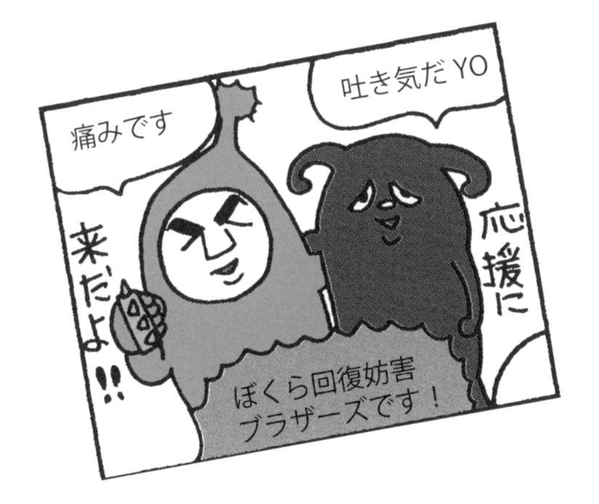
吐き気だYO
応援に
痛みです
来たよ!!
ぼくら回復妨害
ブラザーズです！

3.「手術前の健康診断」からのリスク評価

麻酔方法決定、手術後鎮痛計画

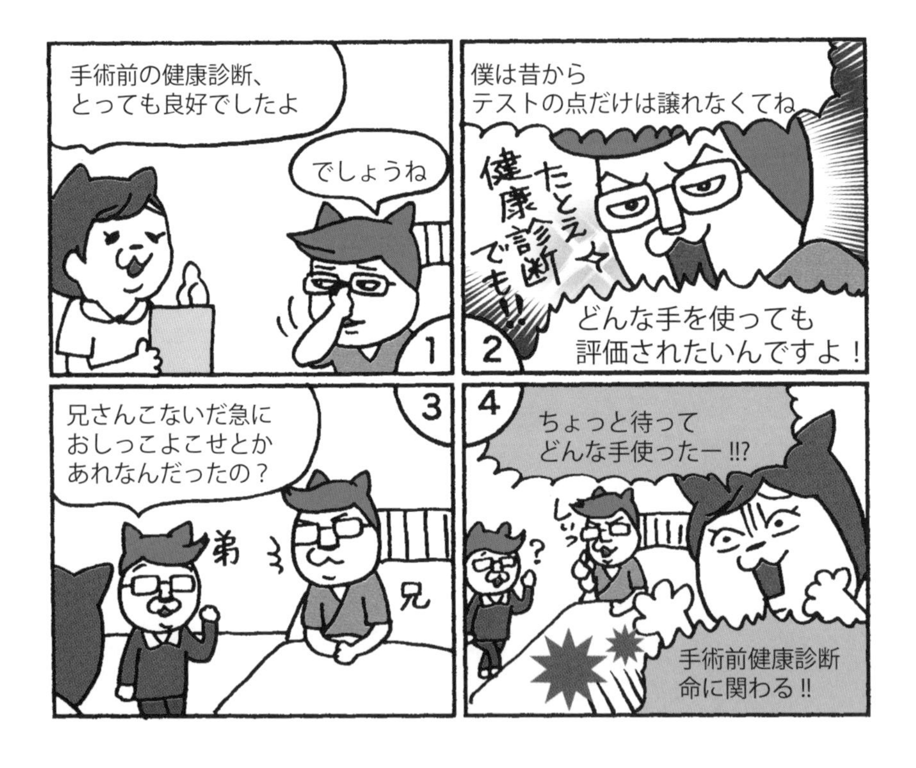

●(1) リスク評価

術前評価としては、常用薬や併存疾患の有無と程度[1~4]、日常の身体活動レベル（METs）[5]、身体測定（低栄養や重度肥満）と栄養状態の適正化[6]、喫煙歴と禁煙指導[7]、アルコール摂取状況、ワクチン接種状況、アレルギー、手術歴・麻酔歴、家族歴、そのほかの病歴の聴取に加えて、バイタルサイン（血圧、脈拍、体温、SpO_2、呼吸数）、ルーチンの血液・画像・生理検査および（麻酔科医による）身体診察が行われます。

術前の全身状態の評価は、米国麻酔学会（**ASA**：American Society of Anesthesiologists）の身体状態分類（表 1、表 2）で表現するのが一般的です[1)]。主として ASA 分類 3 以上では、重度の全身疾患を持っているため、それなりの準備をして手術に臨む必要があります。また、麻酔が困難な患者さんの保険診療上の定義（表 3）もあり、これらの疾患ではとくに重症患者として麻酔の診療点数の加算もあるほど麻酔が難しく、患者さんは術中だけでなく術後管理を必要とする状態です。特に心血管合併症のリスク評価（**RCRI**：Revised Cardiac Risk Index）[8)]（P.25 参照）は入念に行います。

患者さんの危険因子だけでなく、手術の危険因子（心臓や肺の手術、肝切除、長時間または大量の出血リスクがある腹腔内手術、開腹前立腺摘除術、人工股関節置換術などの主要な整形外科手術）の洗い出しも重要です。また、周術期には肺血栓塞栓症を引き起こす可能性があるため、肺血栓塞栓症のリスク評価と予防策を講じる必要があります。

表 1　ASA 身体状態分類[1)]

Physical Status	定義
クラス 1	（手術となる原因以外は）元気な患者
クラス 2	軽度の全身疾患を持つ患者
クラス 3	重度の全身疾患を持つ患者
クラス 4	生命を脅かすような重度の全身疾患を持つ患者
クラス 5	手術なしでは 24 時間生存不可能な瀕死状態の患者
クラス 6	脳死患者の臓器摘出症例

※緊急手術では上記に E をつけて表現する

表２　ASA-PS 分類

ASA PS 分類	定義	成人例 これ以外もある	小児例 これ以外もある	産科例 これ以外もある
ASA Ⅰ	健常な患者	健康な患者、非喫煙者、アルコールなしか、ごくわずか	健康（急性または慢性疾患なし）、年齢相応のBMI%	
ASA Ⅱ	軽度の全身疾患をもつ患者	実質的な機能制限のない軽度の疾患。現在の喫煙者、飲酒する人、妊娠、肥満（30＜BMI＜40）、コントロールされた糖尿病／高血圧、軽度の肺疾患	症状のない先天性心疾患、コントロールされた不整脈、安定した喘息、コントロールされたてんかん、非インスリン依存性糖尿病、年齢に対するBMI異常、軽度／中等度のOSA、寛解している腫瘍状態、軽度の制限がある自閉症	正常な妊娠*、充分にコントロールされた妊娠性高血圧、重度の特徴を持たないコントロールされた子癇前症、食事療法でコントロールされた妊娠性DM
ASA Ⅲ	重度の全身疾患をもつ患者	実質的な機能制限；1つ以上の中等度から重度の疾患。コントロール不良の糖尿病や高血圧、COPD、病的肥満（BMI≧40）、活動性肝炎、アルコール依存症または乱用、埋め込み型ペースメーカー、中程度のEF低下、定期的に透析を受けている末期腎障害、心筋梗塞（3か月以上前）、脳血管疾患、TIA、冠動脈疾患／ステントの既往歴	未治療でも不変の先天性心疾患、喘息の増悪、コントロール不良のてんかん、インスリン依存性糖尿病、病的肥満、栄養失調、重度のOSA、腫瘍状態、腎不全、筋ジストロフィー、嚢胞性線維症、臓器移植歴、脳・脊髄奇形、60週未満の未熟児PCA、重度の制限を伴う自閉症、代謝性疾患、困難気道、長期の非経口栄養、正期産乳児＜生後6週間	重篤な子癇前症、合併症をもつか大量にインスリンが必要な妊娠糖尿病、抗凝固療法を必要とする血栓性疾患
ASA Ⅳ	常に生命を脅かす重度の全身疾患をもつ患者	最近（3ヶ月未満）の心筋梗塞、脳血管障害、TIA、または冠動脈疾患／ステント、進行中の心筋虚血または重度の弁機能不全、重度の駆出率低下、ショック、敗血症、DIC、急性呼吸器疾患、または定期的に透析を受けていない末期腎障害	症状のある先天性心疾患、うっ血性心不全、未熟児の活動的な後遺症、急性低酸素性虚血性脳症、ショック、敗血症、DIC、自動植込み型除細動器、人工呼吸器依存状態、内分泌疾患、重度の外傷、重度の呼吸困難、進行した腫瘍状態	HELLPや他の有害事象をもつ重症の子癇前症、EF＜40の周産期心筋症、後天性または先天性の未治療／非代償性心疾患

ASA Ⅴ	手術をしなければ生存が見込めない患者	腹部／胸部動脈瘤破裂、重篤な外傷、mass effectを伴う頭蓋内出血、重大な心疾患または多臓器／系統的障害を伴う虚血性腸疾患	大規模な外傷、mass effectを伴う頭蓋内出血、ECMOを必要とする患者、呼吸不全または停止、悪性高血圧、非代償性うっ血性心不全、肝性脳症、虚血性腸疾患または多臓器／系統的不全	子宮破裂
ASA Ⅵ	脳死患者が、ドナー目的で臓器を摘出する場合			

＊妊娠は病気ではないが妊婦の生理的状態は非妊娠の時とは明らかに異なるので、合併症のない妊娠はASA Ⅱとした。

●（2）麻酔・手術の可否

麻酔科の術前診察では、検査結果や診察所見などから患者さんの状態を総合的に評価し、麻酔や手術を行うことができるかどうかを判断します。

コントロール不良な**高血圧、喘息発作、頻脈性不整脈、甲状腺機能亢進症、血糖コントロール不良な糖尿病、急性心不全、急性心筋梗塞発症直後、感染徴候としての発熱、急激に肝逸脱酵素が上昇している場合**などでは、麻酔・手術の中止や延期を考慮する必要があります。原因となる状態が治まるまで、あるいはその状態が麻酔・手術に対応できるところまでコントロールするために、期間を空ける必要があります。

術前診察は手術予定日の4週間前までに行う

しかし、手術の中止・延期の決定が、何の準備もなく手術前日に行われるということになれば、患者さんだけでなく手術を計画した外科医、入院を計画している病棟、手術を準備している手術室など多くの部署に多大な迷惑と損害が発生します。そうしたことがないように、患者さんの状態を改善してから手術を実施するために、術前診察は手術が決まって検査結果

表３　保険診療上の麻酔が困難な患者さん

ア	心不全（NYHA Ⅲ度以上）
イ	狭心症（CCS 分類Ⅲ度以上）
ウ	心筋梗塞（発症後３カ月以内）
エ	大動脈閉鎖不全、僧帽弁閉鎖不全または三尖弁閉鎖不全（いずれも中等度以上のもの）
オ	大動脈弁狭窄（経大動脈弁血流速度 4m/ 秒以上、大動脈弁平均圧較差 40mmHg 以上、または大動脈弁口面積 $1cm^2$ 以下）または僧帽弁狭窄（僧帽弁口面積 $1.5cm^2$ 以下）
カ	植込型ペースメーカー、または植込型除細動器を使用
キ	先天性心疾患（心臓カテーテル検査により平均肺動脈圧 25mmHg 以上、または心臓超音波検査により、それに相当する肺高血圧診断）
ク	肺動脈性高血圧症（心臓カテーテル検査により平均肺動脈圧 25mmHg 以上、または心臓超音波検査により、それに相当する肺高血圧診断）
ケ	呼吸不全（PaO_2 60mmHg 未満、または P/F 比 300 未満）
コ	換気障害（1 秒率 70%未満かつ VC70%未満）
サ	気管支喘息（治療が行われているにもかかわらず中発作以上の発作を繰り返すもの）
シ	糖尿病〔HbA1c が JDS 値で 8.0%以上（NGSP 値で 8.4%以上）、空腹時血糖 160mg/dL 以上または食後２時間血糖 220mg/dL 以上〕
ス	腎不全（血清クレアチニン値 4.0mg/dL 以上）
セ	肝不全（Child-Pugh 分類 B 以上）
ソ	貧血（Hb6.0g/dL 未満）
タ	血液凝固能低下（PT-INR2.0 以上）
チ	DIC の患者
ツ	血小板減少（血小板５万 /μL 未満）
テ	敗血症（SIRS を伴うもの）
ト	ショック状態（収縮期血圧 90mmHg 未満）
ナ	完全脊髄損傷（第５胸椎より高位のもの）
ニ	心肺補助を行っている患者
ヌ	人工呼吸を行っている患者
ネ	透析を行っている患者
ノ	大動脈内バルーンパンピングを行っている患者
ハ	BMI35 以上

（文献９より作成）

がある程度出た時点（できれば4週間前程度）に行っておくのが理想です。

それでも、術前診察後、手術前日までに風邪や気管支炎などの症状、高熱などがみられるとき、手術や麻酔に不都合な病気が新たに発見されたときや、全身状態が変化して麻酔が危険だと判断されたときには、予定されていた麻酔や手術を延期・中止とします。

●（3）麻酔方法の決定

麻酔計画

麻酔管理上（併存合併症、手術操作、麻酔手技）の問題点についての対策を立てた上で、麻酔方法（全身麻酔：導入・維持方法・気道確保と併用麻酔：硬膜外麻酔（穿刺部位と無痛域）、末梢神経ブロックなど）を決定します。また、麻酔中にどのようなライン類（末梢静脈や中心静脈ルート：ゲージ数と本数、動脈ライン）が必要になるのか、術中に対応するべき事柄（輸血や輸液、特別な術中操作）の準備、術後に対応すべき医療行為や術後鎮痛などについて計画します。

麻酔方法は、（1）**年齢**（2）**身体的（心肺機能、運動能力）・精神的状態（意識状態）**（3）**手術の種類と部位、予定時間（手術侵襲の強さ）**（4）**手術時の体位**（5）**麻酔科医と執刀医の能力**（6）**患者さんや術者の希望**（7）**術後の患者管理システムや院内の体制**（8）**手術室の設備や院内の体制**などを総合的に判断して決定します。

術後鎮痛計画

術後には痛みが伴います。術中は全身麻酔などを行っていればどんな痛みにも対応できますが、何の鎮痛も行わずに麻酔から覚醒させれば生身では術後の痛みに耐えられません。そこで、通常は全身麻酔を覚醒させる前に、術後鎮痛を行っています。術後痛は心血管合併症の引き金や早期離床の妨げになるため積極的に鎮痛を図ることが推奨されています。

特に、大侵襲の手術では術後数日間は計画的な術後鎮痛が必要になるため、現在ではPCAだけでなく、そのほかの鎮痛を組み合わせる**マルチモーダル鎮痛**を行っています（P.88参照）。また、術後の痛みをコントロールするために、術後疼痛管理チームの活躍が期待されています。

引用・参考文献

1） American Society of Anesthesiologists. New classification of physical status. Anesthesiology. 1963, 24, 111.
2） Wolters, U. et al. ASA classification and perioperative variables as predictors of postoperative outcome. Br J Anaesth. 77（2）, 1996, :217–22.
1） 讃岐美智義．麻酔科研修チェックノート 改訂第7版．東京，羊土社，2022，477.
2） 青山和義，讃岐美智義．麻酔科研修20日ドリル．東京，羊土社，2022，141.
3） 日本病院薬剤師会監．周術期の薬学管理 改訂2版．東京，南山堂，2018，317.
4） 日本病院薬剤師会．根拠に基づいた周術期患者への薬学的管理ならびに手術室における薬剤師業務のチェックリスト（2017年6月27日）
https：//jshp.or.jp/cont/17/0629-1-1.pdf（2023年3月閲覧）
5） 国立健康・栄養研究所．改訂版 身体活動のメッツ（METs）表（2012年4月11日改訂）．https：//www.nibiohn.go.jp/eiken/programs/2011mets.pdf（2023年3月閲覧）
6） 松井亮太．術前栄養介入による術前環境の適正化．外科と代謝・栄養．2021，55，190-5.
7） 日本麻酔科学会 周術期禁煙ガイドラインワーキンググループ．周術期禁煙プラクティカルガイド（2021年9月15日制定）．https：//anesth.or.jp/fi les/pdf/kinen-practical-guide_20210928.pdf（2023年3月閲覧）
8） Lee,TH.et al. Derivation and prospective validation of a simple index for prediction of cardiac risk of major noncardiac surgery. Circulation. 1999, 100, 1043-9.
9） 平成28年3月4日付け厚生労働省通知．保医発0304第3号．

4. タバコ・お酒と手術との関係

タバコを吸うと、術後の痛みがより強い!?

俺は禁煙なんかしねぇよ先生
このまま手術してくれよ
喫煙は
鎮痛薬が効きにくくなり術後の痛みが強くなり慢性化しやすい
手術の傷が治りにくく重大合併症を併発しやすく術後の肺炎も起こりやすい
でもそこまで意志が固いならいいと思います
いいわけないです禁煙します

●タバコを吸うと、術後の痛みがより強い!?

喫煙が手術に役立つことはまったくない

皆さんはタバコを吸っているアスリートがオリンピックでベストの成績

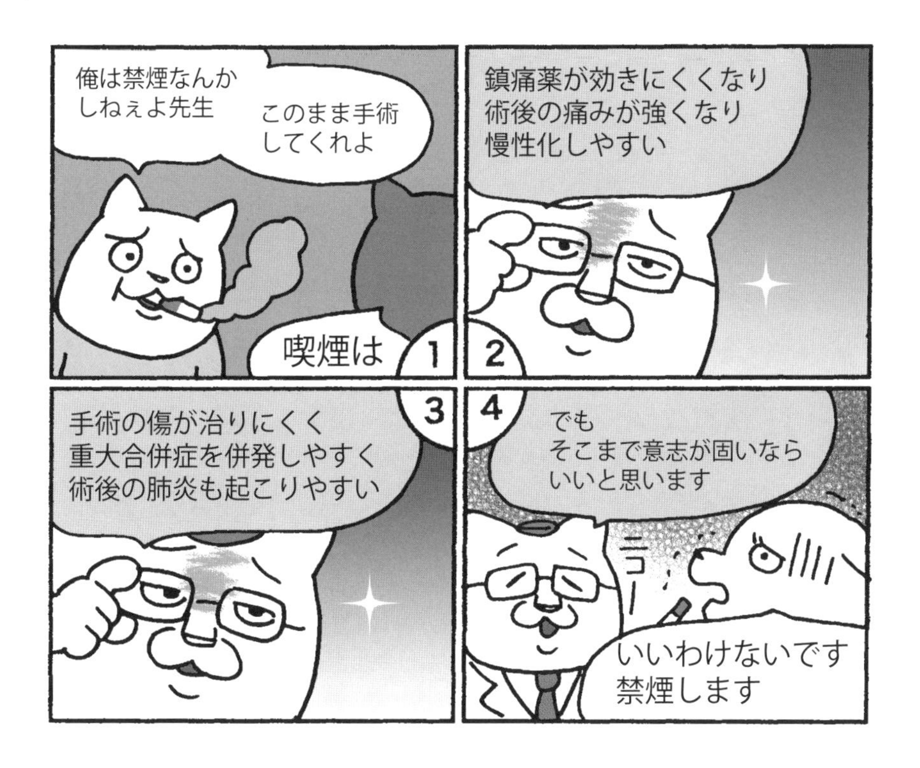

を出せると思いますか？ ほとんどの人が、喫煙しているような選手はいい成績を出せない、という考えに同意されると思います。手術も同じです。禁煙することで、呼吸器系を含む体への悪影響を減らし、体調をベストコンディションに近づけられるのです。逆に、喫煙習慣が手術に役立つことはまったくありません。

そもそも、喫煙していると術後の痛みに弱くなることをご存じですか？日本麻酔科学会は術前の禁煙に関する声明の中で、**喫煙者は術後の痛みが強くなる、鎮痛薬が効きにくくなる、術後の痛みが慢性化しやすい**ことを指摘しています[1]。

また、喫煙によって体の隅々に酸素を送り届けることができなくなるため、手術の傷が治りにくい、化膿しやすい、骨がつきにくいなどのリスクが増えます。さらに、脳卒中や心筋梗塞などの**重大合併症を併発**したり、痰が増加して**術後の肺炎**が起こりやすくなったりします。

手術４週間前からの禁煙ノススメ

これらのリスクを減らすため、少なくとも**術前４週間の禁煙が必要**とされています。自信がない人は禁煙外来を利用しましょう。手術を受けなければならないといわれたとき、今後の人生に一抹の不安を感じる人は少なくありません。手術をきっかけにこれまでの生活を見直し、より健康的な人生を送るために生涯の禁煙を開始するのも悪くないのではないでしょうか？

●術前に禁酒が必要なのは麻酔が効きにくくなるから?

せん妄や術後感染のリスクが増大

「アルコールに強い人は麻酔が効かないのでしょうか？」と時に外来で尋ねられます。動物実験では、アルコールを慢性的に投与されたラットは眠りにつくのにより多くのベンゾジアゼピン系鎮静薬を必要としており、

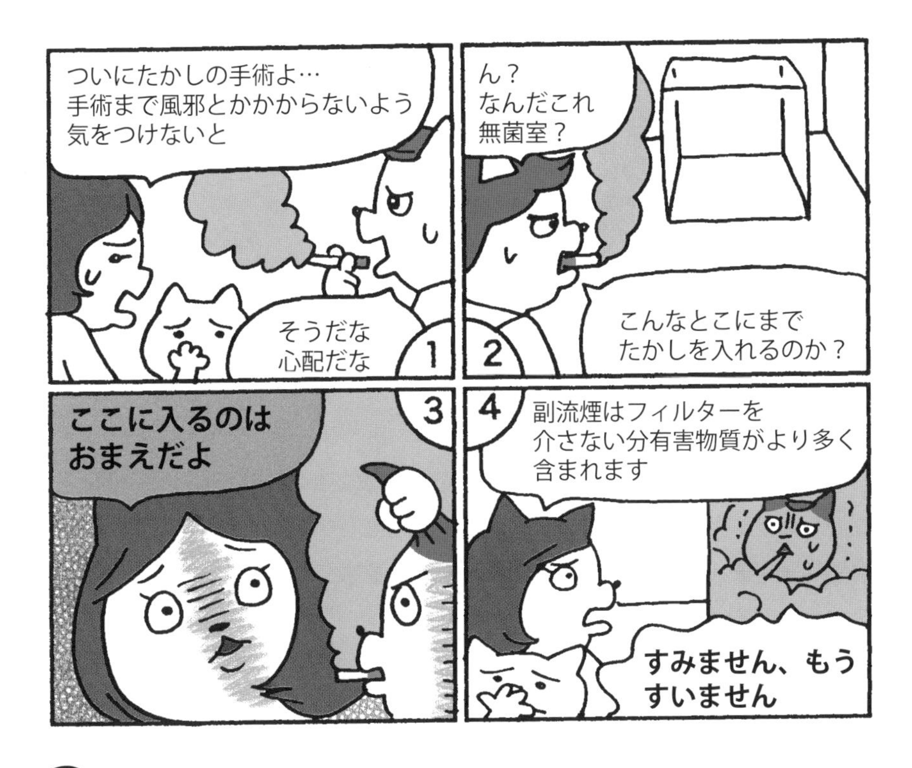

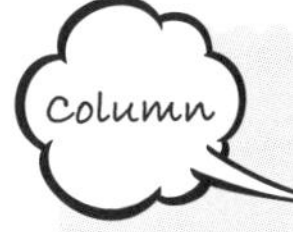

手術を受けるのは子どもなのに、なぜ親まで禁煙？

お子さんが手術を受ける際には、同居する家族も禁煙が必要だということ、ご存じですすか？喫煙者は口元のフィルターを介して煙（**主流煙**）を吸引しているのに対し、周囲にいる人はタバコの先端の燃えている部分から立ち上る煙（**副流煙**）を吸うことになります。これを**受動喫煙**とよびます。主流煙と副流煙では含まれる成分は同じですが、フィルターを介さない分、副流煙にはより多くの有害物質が含まれます。自家用車や自宅で喫煙すると、同居する家族も副流煙を吸わされます。**能動喫煙と受動喫煙の周術期のリスクは同じ**です。身内がより安全に手術を受けられるように、家族というチームで向き合ってみませんか？

薬物に対する耐性が生じるとされます。

一方で、肝硬変などを来すほどの大酒家になれば、肝臓の代謝が落ちるため薬の効果が遷延するリスクもあります。いずれにせよ、現在の麻酔では代謝にほとんど依存しない**吸入麻酔薬**が利用可能で、患者さんが眠るまで薬を使用しますし、術中は脳波モニターなどを見て最適な麻酔深度となるよう薬の量を管理するので心配はありません。

ではなぜ、術前の禁酒が必要なのでしょうか？ 入院中には飲酒ができないので、常習者はアルコール離脱性を含め、**せん妄**を起こす懸念があります。また、**術後感染リスク**も増加します。こうしたことから、「術後回復促進プログラムERASガイドライン2018」[2]では禁酒を強く推奨しています。

飲酒量が多い場合は段階的に禁酒を目指す

過去に、適度の飲酒は健康に良いといった研究結果が出ていたこともあり（現在は懐疑的意見もある）、厚生労働省は、節度ある適度な飲酒とは日本酒を基準として1日あたり約1合＝20g程度としています[3]。術前指導では、アルコール使用障害テスト（AUDIT）簡易版や肝機能検査などでスクリーニングして飲酒量が多い場合はまず1日20gに低減し、次に禁酒を目指すのが良いでしょう。

〈引用・参考文献〉

1） 公益社団法人 日本麻酔科学会 周術期禁煙ガイドラインワーキンググループ(WG)．周術期禁煙プラクティカルガイド．https://anesth.or.jp/files/pdf/kinen-practical-guide_20210928.pdf（2023年3月閲覧）

2） Gustafson, UO. Guidelines for Perioperative Care in Elective Colorectal Surgery: Enhanced Recovery After Surgery (ERASR) Society Recommendations 2018.World Journal of Surgery.43, 659-695. 2019.

3） 厚生労働省．健康日本21「アルコール」．
https://www.mhlw.go.jp/www1/topics/kenko21_11/b5.html（2023年3月閲覧）

5.「術前ドーピング」について考える

薬を飲み続けたせいで、手術が受けられなくなる!?

●薬を飲み続けたせいで手術が受けられなくなる！？

「術前ドーピング」って何？

スポーツ選手にドーピングが発覚すると、出場停止処分を受けるのはご存じですね？ 実は手術にも、ある特定の薬を知らずに飲み続けた結果、手術を受けられなくなることがあるのです。これを「**術前ドーピング**」と名付けましょう。持病の治療のために飲んでいる薬を継続することが、なぜいけないのでしょうか？

「術前ドーピング」に抵触しないためには

術前から飲んでいる薬には、①**手術の前に服用をやめなければならないもの**、②術前も服用を続けたほうがよいもの、③服用してもしなくても手術に大きく影響しないものの3つがあります。その中の①が手術における“禁止薬物”であり、**服用を続けると時に命に関わるような合併症を来したり、手術・麻酔に支障が出る**ため、安全を重視して手術がキャンセルされることがあるのです。

不安がある場合は薬を処方している医師、執刀医、麻酔科医、薬剤師などに必ず相談し、正しい服用のもとで手術に臨みましょう。また、病院処方薬だけではなく、患者さん自身が健康目的で摂取しているサプリメント類にも禁止薬といえるものがあるので、注意が必要です。

●代表的な「術前ドーピング薬」①ピル（低用量ピル）

ピルとは女性ホルモンを含んだ薬剤で、多くは卵胞ホルモン（エストロゲン）と黄体ホルモン（プロゲステロン）の２種が配合されています。

経口避妊薬のイメージがありますが、実際には月経困難症、子宮内膜症、月経周期異常、不妊症治療時の卵胞刺激誘発など、さまざまな用途で用いられています（表１）。

低用量・超低用量ピルは術前後の服用禁止

低用量・超低用量ピルに分類されるものは、添付文書上では**術前４週間、術後２週間の服用が「禁忌」**と位置付けられており、長い休薬期間が必要です。その理由は、配合されているエストロゲンによってまれに命に関わる血栓症が起こるからです。わかりやすい例は、術後の安静で臥床している間に血栓ができてエコノミークラス症候群を発症するような場合です。

中用量ピルは低用量ピルと同等に休薬を

中用量ピルは、開発された時期が古くて副作用が多いため、近年は使用頻度が減っています。添付文書上では術前後の服用は禁忌になっていないものの、体を動かせない場合は投与を中止し、やむをえず服用中に手術を受ける場合は血栓症の予防に配慮すべきとされており、**低用量と同等の休薬期間が望ましい**と考えられます。添付文書の扱いが軽いため危機意識が薄くなりがちなので、患者さんにしっかり啓蒙することが必要です。

アフターピルは服用制限なし

アフターピルとよばれる緊急避妊薬は、エストロゲン関連物質が含まれないため、周術期の服用について**特に制約はありません**。

表1　ピルの種類と服用制限

低用量ピル 超低用量ピル	第1世代	ノルエチステロン・エチニルエストラジオール	手術前4週、術後2週は禁忌
	第2世代	レボノルゲストレル・エチニルエストラジオール	
	第3世代	デソゲストレル・エチニルエストラジオール	
	第4世代	ドロスピレノン・エチニルエストラジオール	
中用量ピル		ノルゲストレル・エチニルエストラジオール	手術する場合、血栓症の予防に配慮とされるが、上記同様に対応すべき
アフターピル	緊急避妊薬	レボノルゲストレル	特に制約なし

ドーピング&スモーキングは超危険！

エストロゲンを含むピルを服薬し、さらに喫煙もしている場合、**血栓の発生リスクは10倍**になるとされています（そもそも喫煙中はピルの投与は禁忌のはずですが、何らかの理由で服用している場合）。こうなると、「タバコやめますか？ それとも、人生やめますか？」という究極の選択になってしまいます。

閉経後に処方された骨粗鬆症の治療薬も危険！

女性は閉経後にエストロゲンの分泌が低下し、骨粗鬆症のリスクが高まります。そのため、治療にはエストロゲン受容体に作用するラロキシフェンなどを用います。エストロゲン関連成分が含まれるため、術前に服用すると体動困難となる術後回復期に血栓が生じる危険があり、少なくとも**手術の3日前に休薬**すべきとされています。

●代表的な「術前ドーピング薬」②糖尿病薬

ビグアナイド系糖尿病薬は手術2日前から休薬

メトホルミンやその配合剤などの**ビグアナイド系糖尿病薬**は、肝臓での糖新生抑制、インスリン抵抗性改善による筋肉での糖取り込み促進、小腸での糖吸収抑制などの機序によって血糖値を下げる働きがあります。

これらの薬剤は、原因不明の乳酸アシドーシスを来す恐れがあるため、術前後の投与が禁忌とされており、**手術２日前から休薬**します。造影剤を使用する画像検査を受ける前にも、同様の理由から休薬が求められるため、ご存じの人も多いかもしれません。

SGLT2 阻害剤は手術３日前から、新薬も術当日は休薬

イプラグリフロジンなどの**SGLT2 阻害剤**は、腎臓の近位尿細管 SGLT（ナトリウム・グルコース共輸送体）で糖の再吸収を阻害します。糖尿病治療薬なのに、服用すると尿糖が過剰に出て、結果として血糖値を下げるというユニークな機序を持ちます。

生成される尿糖は１日 100g にも及び、400kcal のエネルギー喪失に匹敵するので、時に体重減少を来すほどです。そのため、自由診療でやせ薬などとして処方され、お薬手帳に載らないこともある要注意な薬といえます。

SGLT2 阻害剤は周術期のストレスや絶飲食の影響でケトアシドーシスを来すことから、日本糖尿病学会は**手術３日前に服用を中止**することを勧告しています。

また、糖尿病薬の新薬である **GLP-1 受容体作動薬、DPP4 阻害薬**にも低血糖のリスクがあるため、少なくとも**手術当日は休薬**が望ましいとされています。

インスリン製剤の術前投与は原則禁止だが、例外に注意

注射薬のインスリンは、周術期の絶飲食状態で投与されれば低血糖を来します。全身麻酔下では低血糖症状の把握は困難であり、脳損傷など重篤な転機に至る危険があるため、**術前の投与は原則中止**します。しかし、糖尿病がⅠ型かⅡ型での対応の違い、近年処方される持効型インスリンに関しては注意が必要です。

例外：I型糖尿病

I型糖尿病は、糖尿病の患者さん全体の約5%を占める疾患です。膵臓β細胞の破壊・機能不全でそもそもインスリン分泌がなく、細胞内で利用できないために血糖が上昇します。細胞はエネルギーをもらえず飢餓となり、体はタンパク質を分解してケトン体でエネルギーを得ようとするためケトアシドーシスが起こります。これを防ぐために、I型糖尿病では糖とインスリンを持続的に投与し、細胞に常にエネルギーを与え続けることが必要です。

例外：持効型・中間型インスリン

持効型インスリンはインスリンの基礎分泌を代替するもので、重篤な低血糖のリスクは少ないとされています。効果が長く、夜1回、朝1回など投与時期も患者さんによって異なります。加えて、国内外のガイドラインごとに休薬・減量指示がばらばらです。

頻回注射を避けるためや患者さんのコンプライアンス改善のために、近年は**中間型と速効型の合剤**や、**速効型と持効型の合剤（ライゾデグ）**なども開発されています。しかし、それらの合剤を持効型と思って術前まで投与を継続したら、速効型成分による低血糖が誘発されたということも考えられ、事故につながる危険があります（表2）。

日進月歩の糖尿病薬の把握・調整は、内分泌内科医だけではなく、薬剤師の関与も非常に大切といえるでしょう。

表2　インスリンの種類と術前投与

種類	術前投与
速効型	中止
中間型	中止～時に調整
持効型	調整～継続

近い将来、「糖尿病」はなくなるってホント!?

糖尿病は「尿」という文字が患者さんに与える印象を考慮し、数年内に疾患名称の変更が予定されています。

●代表的な「術前ドーピング薬」③抗血栓薬

出血リスクと重要臓器の血栓リスクから判断

抗血栓薬には大きく分けて、脳梗塞や心筋梗塞、末梢動脈血栓など速い動脈系血流での血栓を予防・治療する**抗血小板薬（アスピリンやクロピドグレル）**と、深部静脈血栓および肺塞栓症、心房細動時の左房内など遅い静脈系血流での血栓を治療・予防する**抗凝固薬（ワーファリンやDOAC）**の2つがあります。いずれも手術時の出血を増やすことから、術前には休薬が望ましいですが、**周術期の出血性リスク**と、脳・心・肺など生命に関わる**重要臓器の血栓リスク**を鑑み、処方している医師と連携して最終的には主治医が休薬か継続かを判断することが望ましいでしょう。

日本循環器学会の「2020年JCSガイドライン フォーカスアップデート版 冠動脈疾患患者における抗血栓療法」[1]では、非心臓手術において手術ごとに出血リスクを3段階に分けて休薬判断をするフローチャートが示されています。なお、その中でアスピリンは出血リスクが高まりますが、周術期血栓症が低リスク判定の場合を除き、基本的には継続するものと位置付けられます。肺血栓塞栓症に関しての予防についても別のガイドライン[2]が参考になります。

また、休薬したものをいつ再開すべきかも大切な問題です。術後出血リスクがなくなれば、原疾患治療のため確実な服用再開が行われるよう、チームでサポートしましょう。

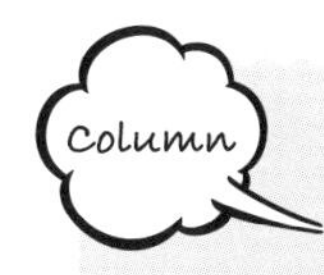

抗血栓薬のせいで、手術はできるのに麻酔はできないことがある？

抗血栓薬の服用を継続していると、手術の際に麻酔が行えないことがあります。とはいえ、それは全身麻酔ではなく、脊髄くも膜下、硬膜外、神経ブロックなどの**局所麻酔**の話です。外科医がメスで切るのは問題ないのに、麻酔科医が注射の針１本刺せないのはなぜ？と思われるかもしれませんが、麻酔科医がビビりなわけではありません。

もし出血が起こったら、外科医は出血部位をじかに術野で止血処置できます。しかし、麻酔科医が穿刺するのは体の深部で脊髄に近く、かつ骨に囲まれているなど、**出血に対して外部からの圧迫止血などが行えない**ため、患者さんの止血機能頼みになるのです。特に、硬膜外血種や脊髄血種などは**発症後数時間以内に血種除去・止血術を施さなければ、麻痺など永続的な神経損傷の危険**があります。そのため、麻酔科医は抗血栓薬の休薬には特に敏感なのです。こちらについては、「抗血栓療法中の区域麻酔・神経ブロックガイドライン」[3] が発表されています。

原疾患の治療で抗血栓薬の服用を継続する場合、手術を受けることはできても、局所麻酔などの中止に伴い、術後に行える鎮痛方法に制限が生じることを覚えておきましょう。

●代表的な「術前ドーピング薬」④抗がん剤、肺線維症治療薬

抗がん剤（分子標的薬）や**肺線維症治療薬**を術前に使用すると、術後の創傷治癒が遅延するリスクがあるとされており、継続・休薬についてはやはり手術を行う主治医の判断が必要です。

〈引用・参考文献〉

1） 日本循環器学会．2020 年 JCS ガイドライン フォーカスアップデート版 冠動脈疾患患者における抗血栓療法．2020．https://www.j-circ.or.jp/cms/wp-content/uploads/2020/04/JCS2020_Kimura_Nakamura.pdf（2023 年 3 月閲覧）
2） 日本循環器学会．肺血栓塞栓症および深部静脈血栓症の診断、治療、予防に関するガイドライン（2017 年改訂版）．https://www.j-circ.or.jp/cms/wp-content/uploads/2017/09/JCS2017_ito_h.pdf（2023 年 3 月閲覧）
3） 日本ペインクリニック学会．抗血栓療法中の区域麻酔・神経ブロックガイドライン．2016．https://jspc.gr.jp/Contents/public/kaiin_guideline01.html（2023 年 3 月閲覧）

6. 術前の注意点あれこれ
サプリは？ ワクチンは？

●健康食品も薬のうち？薬剤師によく相談を！

健康志向の高まりから、病院で処方される薬以外に健康食品やサプリメント、ハーブ類を摂取している人もいることでしょう。ここでは、すべてまとめて「健康食品」としておきます。不思議なことに、若い頃はまったく気にも留めなかったこれらのテレビCMや新聞広告に、年齢が進むにつれなぜか引き込まれ、ついつい読みふけって「飲んだほうがいいのかな？」などと考えてしまうものです。

医薬品と異なり、健康食品は体への影響が予測できない

さて、本題です。手術の前に健康食品を摂取し続けていいのか、ダメなのか？ とりあえず、**やめておくほうが無難**です。理由は、医薬品が厚労省の管轄のもとでさまざまな安全基準をクリアして利用されるのに対し、健康食品は消費者庁の管轄であり、内容成分や純度、効能に関するデータや根拠が医薬品に比べて圧倒的に不足しているからです。

そして、健康食品に含まれる成分は**臓器への影響**や**ほかの薬剤との相互作用**の可能性があり、**予測が困難**なのです。例えば、ゴマを主体とする健康食品は凝固系に影響するとされ、摂取量が多いと出血のリスクも増えるのです。

健康のための食品やサプリメント類が手術治療の足を引っ張ることのないよう、わからなければ薬剤師に相談するようにしましょう。

●パーキンソン病と周術期薬剤管理

抗パーキンソン薬は分8（3時間おき）処方!?

パーキンソン病は、脳のドパミン分泌の減少によって安静時振戦や筋固縮、寡動や無動、姿勢反射障害などを来す疾患で、内科的にはドパミン補充療法を行います。患者さんによっては、まるでスイッチが入ったり切れたりするように症状が改善、増悪する現象がみられることがあります。その原因として、内服から次の服用前に薬の効果が減弱して症状が悪化する**ウェアリングオフ現象**が挙げられ、内服薬の処方が最大で分8（単純計算で3時間おき）という頻回投与になる患者さんもいます。これは、レボドパの半減期が60分程度と短いことに加え、飲み合わせなどで薬効が変化しやすいためとされます。

絶飲食中はどうすればいい!?

周術期には絶飲食時間が長くなるため、3時間おきに服薬ができない場合があります。抗パーキンソン薬の完全中断を回避するには、ドパストン®などの静注製剤での補充（レボドパ300mgあたりドパストン®50mgなど）に移行するといった対策を取るほうが良いでしょう。このあたりは院内のルール作りのため、処方している神経内科を含め、薬剤師の役割が極めて重要です。

●ワクチンは術前に打ってもいいの?

ワクチン接種と手術の関係

これまで成人では年1回のインフルエンザワクチンを打つか打たないか程度だったのが、COVID-19感染症のパンデミックで数カ月おきにワクチンを接種するような異常事態となっています。ところで、ワクチン接種と手術には、いったいどういう関係があるのでしょうか？

実は、全身麻酔下で手術を行うと1〜2週間は体の免疫力が一過性に低下することが知られています。ワクチンとは、自分の免疫機能を利用して体に外敵を認識させて抗体を作り、将来の感染に備える準備をさせるものです。つまり、**ワクチンを打ってすぐに手術治療を行うと免疫機能が十分発揮されず、抗体がうまく作られない可能性がある**のです。

ワクチン接種は術前後2週間空けて行う

COVID-19においては従来存在しなかったmRNA型のワクチンが用いられるなど、これまでの常識が通用しない事態が起こっています。ガイドラインも日々改訂されており、2022年5月刊行の日本麻酔科学会の提言[1]では、**一般的なワクチンによる抗体産生には1〜2週間を要する**ことから、待機できる**手術はワクチン接種後2週間以降に行う**ことを推奨しています。ただし、何らかの理由で早期に手術を希望する場合には、副反応などが落ち着いていれば48時間空けて3日目に手術することは可能です。もちろん、生命・機能予後に関わる状況であれば、ワクチン接種の時期に関わらず緊急で手術を行わざるをえないでしょう。

逆に、術後にワクチンを受ける場合も同様で、手術治療によって抑制された免疫機能の回復には1〜2週間を要することから、**少なくとも術後2週間経過してからワクチン接種をする**ことが望ましいでしょう。

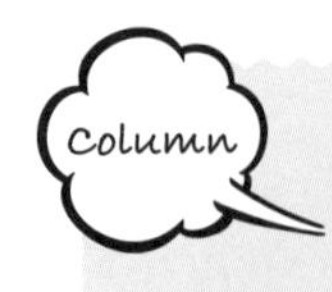

新型コロナ感染後の手術はいつまで延期すればいい？

新型コロナ感染症と一口にいっても、パンデミックが始まったばかりの重症化リスクが高いウイルスによるものから、オミクロンなど重症化リスクが低いウイルスによるものまで、症状はさまざまです。絶対的な推奨はなく、今後も指針は変わっていくと思われます。

現在の提言[2]は、「患者さんの持病と重症度および全身状態、新型コロナ感染時の重症度や持続する関連症状・後遺症の有無、手術適応疾患の進行度や緊急度、手術自体の侵襲度などから総合判断するべき」としています。

なお、新型コロナ感染診断から7週未満での手術は非感染者と比べ術後死亡率が高いことから、待機可能な手術は7週以降に予定することが推奨されています。もちろん、感染状態が落ち着くのを待てない緊急の場合には手術を行いますが、その場合は医療従事者が防護策を講じることになります。

術後の痛み止めはいつ、どうやって投与すればいい？

全身麻酔中は意識がありませんが、手術が終わるとともに覚醒し、痛みを認識するようになります。術後鎮痛は、がん疼痛ラダーと同じく3つの基本要素＋αで考えます。すなわち、アセトアミノフェンやNSAIDs、弱オピオイド、強オピオイドを組み合わせて用い、それとは別に特殊な鎮痛手段として局所麻酔（表面麻酔・浸潤麻酔・脊髄くも膜下麻酔・硬膜外麻酔・神経ブロック）などを駆使します。順序も組み合わせも患者さんごとに違っていてかまいません。さまざまな効果を持つ薬剤を組み合わせるので、**多角的（マルチモーダル）鎮痛**とよばれます。

痛みが出たときにつど対応するのでは、鎮痛薬の効果が切れるたびに患者さんはぶり返す痛みの波状攻撃にさらされることになります。そこで、痛みの強い時期を乗り越えるためにアセトアミノフェンなどの定期的な投与（around the clock 投与）、あるいは局所麻酔薬や麻薬などの持続的な

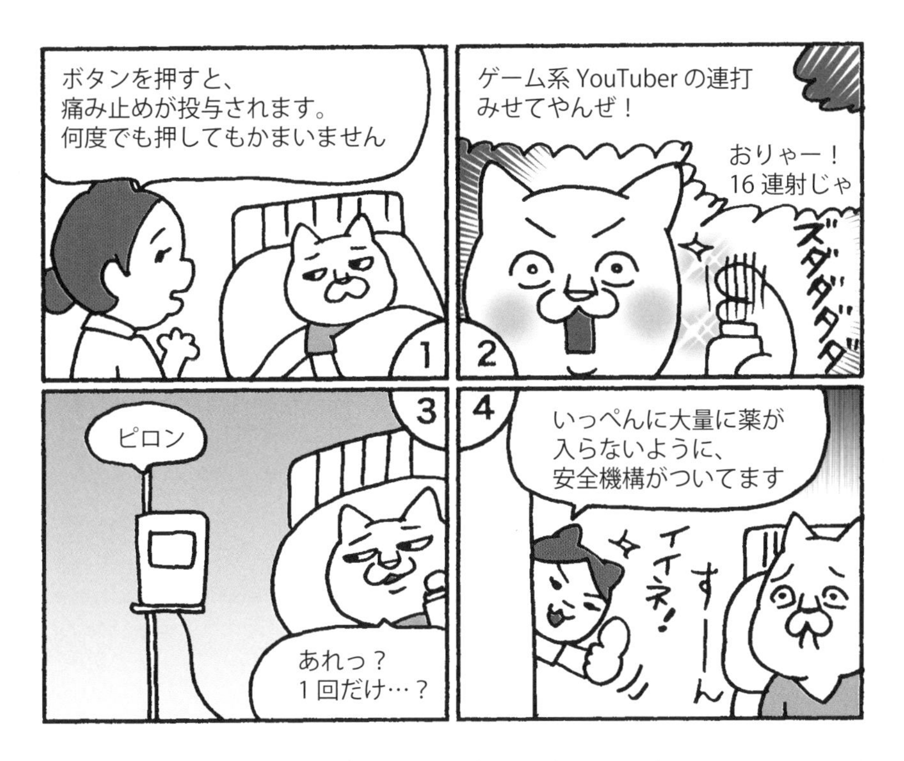

投与を行います。時には、患者さんが痛みを感じたら自分でボタンなどを押して鎮痛薬を安全に投与する**PCA**（Patient Controlled Analgesia）装置を利用することもあります。そのほか、病棟では補助的な筋肉注射や坐剤なども使用し、飲水や食事が可能になるにつれて内服薬に移行していきます。

鎮痛は麻酔を構成する大切な要素です。覚醒してから痛みの具合をみて対処するのではなく、麻酔中から薬剤を使い始め、目が覚めるときに鎮痛効果が続くように調節することが重要です。

〈引用・参考文献〉
1） 日本麻酔科学会．新型コロナウイルス感染症（COVID-19）に関する本学会の対応．「麻酔・手術を受ける患者さんへのワクチン接種の提言」 https://anesth.or.jp/img/upload/news/9cae8b8d50e6a6c89ea69bc34a8349f1.pdf（2023 年 3 月閲覧）
2） 日本麻酔科学会．新型コロナウイルス感染症（COVID-19）に関する本学会の対応．「COVID-19 の診断日から定時手術までの推奨待機期間」 https://anesth.or.jp/img/upload/ckeditor/files/2109_30_700_1.pdf（2023 年 3 月閲覧）

7. 術前の食事はどうする？
手術と栄養管理のカンケイ

は〜絶食か〜
いやだなぁ
チューインガムなら
処置直前に口から出せば
大丈夫ですよ
1
2
よかった〜
ガム大好き！
クッチャ
クッチャ
手術直前
3
あれ？
噛んでたガムどうしました？
4
ちゃんと
飲み込みましたよ
全部
あーん
アカーン！！！！

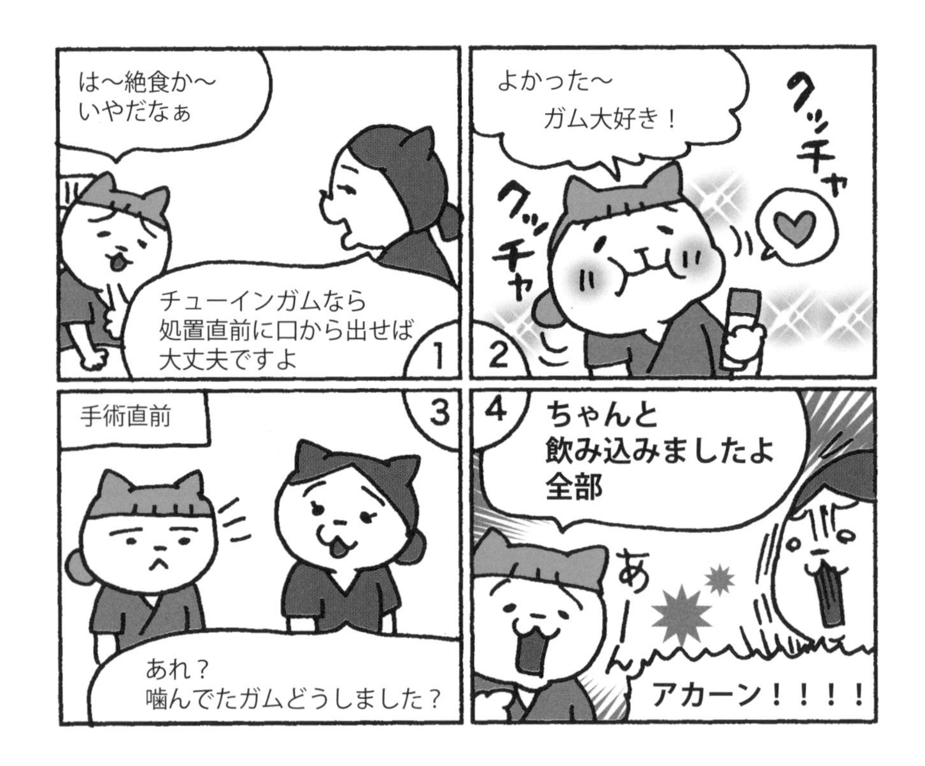

●手術に向けた栄養管理が必要

マラソンのような持久力が必要なスポーツの大会前には、カーボローディングといって炭水化物を積極的に摂り、持久力を高める工夫が行われます。術前の患者さんも同様に、手術に向けた栄養管理が必要です。

術前の食事のポイントとして、**術前栄養管理としての食事**、**術直前の食事制限**の２つを挙げておきましょう。

術前栄養管理

手術を受けるためには、体力とともに術後早期に日常動作を再開するための筋力が必要です。まずは、やせ、肥満などの体重の異常がないかをチェックして、適切なエネルギーとタンパク質摂取を指導します。一般には**1日に体重1kgあたり30kcalのエネルギーと、1.5g程度のタンパク質の摂取が目安**です（50kgなら1,500kcal、タンパク質75g程度）。

もちろん、**栄養管理に合わせて運動療法を併用**することも筋肉量の増加には必要です。術前後に管理栄養士が適切な栄養管理を行うことを評価する「周術期栄養管理実施加算」も算定できます。

術直前の栄養管理

手術時に全身麻酔で眠りにつく際、胃の中に食べ物が残っていると嘔吐・誤嚥し、窒息あるいは重篤な肺炎を来して命に関わるリスクがあります。そこで、日本麻酔科学会は術前絶飲食のガイドライン[1]を定めています。

食事に関しては、海外ガイドラインではトーストとコーヒーなどの軽食は6時間前まで可、脂肪を含む食べものは8時間空けることとされていますが、日本人が好む米食についてはエビデンスがなく、明示されていません。しかし、食事の成分や内容によって胃内停滞時間が異なり、誤嚥の可能性を否定できないため、**手術当日は午後の手術であっても禁食が望ましい**です。その分、**脱水予防のための経口補水を手術の2時間前まで行う**ことで、絶食によるストレスの軽減や術後インスリン抵抗性の改善が期待できます。なお、飲み物の種類によって許容時間が変わってくるため（表1）、患者さんに「普段、朝は何を飲んでいますか？」などと訊ね、摂取可能かどうかを指示するのが安全です。

ただ、1例目の手術は入室時間を厳密に定められるのに対し、2例目以降のいわゆる「オンコール手術」の場合には入室時間が前後するため、飲

表１　術前絶飲食のルール

種類	許容時間
清澄水※1	2時間
母乳	4時間
人工乳・牛乳	6時間
固形食※2	国内では目安なし

※1　水、お茶、炭酸飲料、果肉を含まない果物ジュース、コーヒー・紅茶（ミルク抜き）、炭水化物含有飲料など
※2　麻酔科医を含め、院内でのコンセンサス確立が必須

食できる時間を厳密に決めにくい点が問題といえるでしょう。あまりに絶飲食が長い場合には点滴による水分補給を検討します。

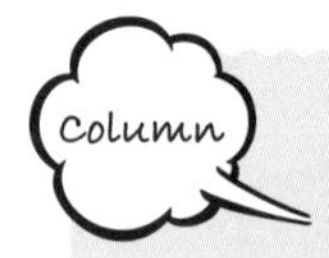

術前食は、食事療養費の対象になるの？

手術2時間前までの清澄水摂取許可は、手術を待つ患者さんの満足度やADL向上にも重要です。麻酔科学会では絶飲食ガイドラインに捕捉をつけており、「術前の点滴の代わりに経口補水液を使用する、あるいは炭水化物補給を目的に栄養補助食品を使用して、病棟関連部門と食事療養部門が連携し、医師の食事箋により**適切な飲料を提供した場合に、食事療養費を算定することは妥当**である」という見解を出しています。

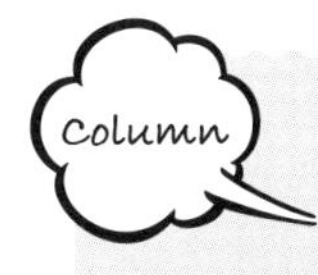

アメリカでは手術直前までガムを噛んでもいい！？

2023 年に改訂された米国麻酔科学会の絶飲食ガイドラインでは、患者さんの空腹感を和らげる利点もある炭水化物飲料は 400ml 以内なら手術 2 時間前まで摂取可能、そしてチューインガムは鎮静・入眠処置を受ける前に口から出せば手術や処置を遅らせる必要がない、といった内容が加わりました。

ガムが患者さんの不安軽減に役立つならいいのですが、ガムをクチャクチャ噛みながら院内を歩いて手術室に入室する光景がこれから見られるとすれば……、いかにもアメリカ映画のようですね。

〈引用・参考文献〉

1) 日本麻酔科学会. 術前絶飲食ガイドライン. 2012. https://anesth.or.jp/files/download/news/20120712.pdf（2023 年 3 月閲覧）.

8. 術後はいつから歩ける？ いつから食事できる？

「飲め！ 食え！ 動け！」のスパルタ方式!?

手術が終わったら
しばらく動けないだろうから
寝ながらマンガ読むぞ～
1
手術後
看護師さん
そこのマンガ
とってもらえますか？
いてて
2
3
ぐぎぎ……！
マンガ
4
時代はスパルタ！
フス
フス
マンガ
飲め！食え！動け！

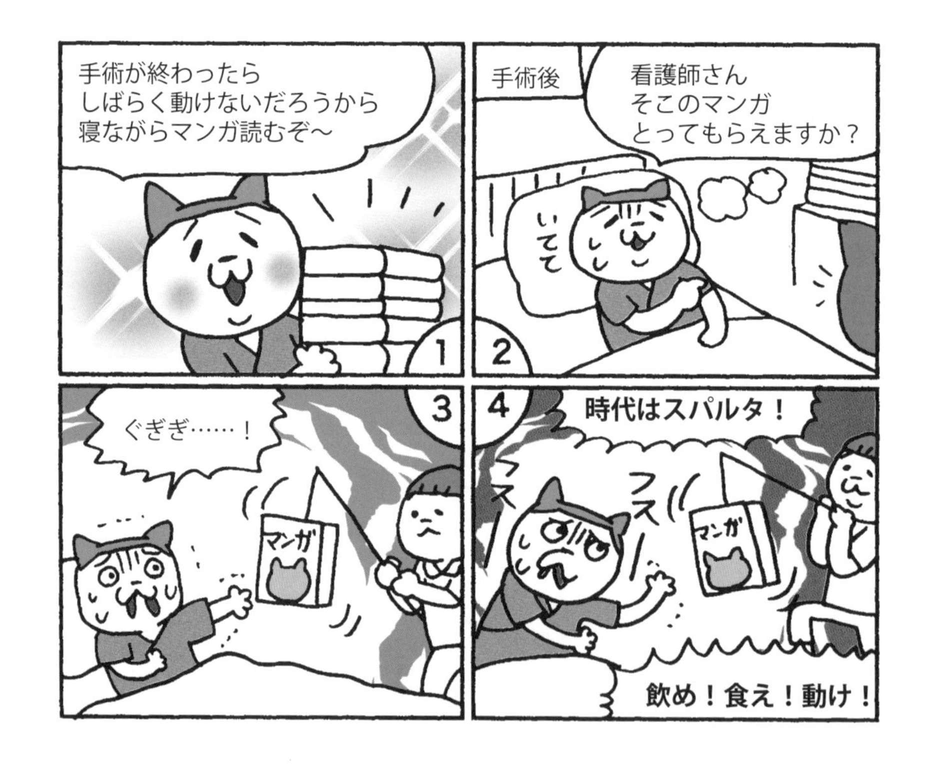

●最近は「飲め！ 食え！ 動け！」のスパルタ方式がはやり!?

術翌日には歩行訓練開始！

手術が終わると、安静のための尿道カテーテルを筆頭に、体には各種ドレーンやチューブ類がつながれ、痛みもあってしばらくはベッドから起き上がれない……、一昔前はそんな光景が当たり前でした。

しかし、現在では術後管理の考え方は大きく変わり、離床に関しては、手術内容にもよりますが多くの場合、呼吸の改善や肺血栓塞栓予防の観点から少なくとも**術翌日には坐位→端坐位→立位→歩行を行う**よう指導します。これには病棟看護師や理学療法士が協力します。十分な除痛、副作用軽減、バイタルの安定が必要なことはいうまでもありませんが、ドレーンが入っていても転倒や事故抜去に注意しながら歩行訓練を行う利点は大きいのです。

飲んで食べて腸を動かす！

食事に関しては、消化器系手術では嘔吐や腹部膨満など腸閉塞様症状がないか確認しながら、**術後 1〜4 日頃をめどに水分や流動食から開始する**ことが多いです。消化管吻合部の安静などを目的として経管栄養で代用されることもありますが、可能な限り腸を使うことが重視されます。

過去によく行っていた排ガスの有無や腸蠕動音の確認は経口摂取開始の基準にはならないとされ、むしろ、経口摂取を始めた刺激が消化管の蠕動改善に役立つようです。また、咀嚼運動も唾液分泌や蠕動改善を促進することから、チューインガムを用いて刺激を与える施設もあります。

消化器系に問題がない短時間手術では、術後にPONVが起こらなければ帰室して2時間程度で飲水を行い、むせや嘔吐を認めなければ食事を摂ることもあります。周術期の予定については、患者さんに渡されるクリニカルパスでも確認できます。

9. 変わる周術期管理
「まな板の鯉」ではダメ！

●手術が決まったら、何を準備すればいい？

もう「まな板の鯉」ではダメ！

手術に挑むということは、現在の体の不調や将来の健康不安につながる病に対して患者さん自身の体力で臨むということです。術前外来に来る患者さんから「もう、まな板の鯉なので……」という声をしばしば聞きますが、現在の周術期管理は、患者さんがまな板の鯉のように運命を受け入れておとなしく手術を待つことを望んではいません。多かれ少なかれ体に傷を負う手術というイベントからいかに早く抜け出し、手術を終えたあとに水の中をスイスイ泳げるようにするか、**今の自分にできることを考えてほしい**のです。

医療チームで術前・術後をサポート

もちろん、たった一人で戦うわけではありません。手術を行う執刀医（主治医）に加え、麻酔科医、看護師（外来、病棟、手術室）が寄り添います。さらに、薬剤師、管理栄養士、理学療法士、臨床工学技士、歯科メディカルスタッフ、ソーシャルワーカーなどが手術とどう向き合うべきかを提案・指導し、必要なサポートを行います。

患者さんには、**術後どうなりたいか、どんな生活を送りたいか**というビジョンを持ってもらい、そのために**必要なことを術前に一緒に実践**してもらうのです。

●術後に起こる不健康を積極的に予防する

手術が成功しても元気にならないことがある？

患者さんが手術を受けるのは、その元となる病気を残念ながら予防できなかったからといえます。それでも、術後に起こりうる健康上の問題に対しては、予防の努力を怠るべきではありません。

実は、**手術がうまくいっても術後の生活が改善するとは限らない**のです。それどころか、手術を契機に体力が落ちて元の生活に戻れないリスクも当然あります。

極端な例で考えてみましょう。例えば腸を5cm切除し、端を機械吻合してつなげる手術を行うとします。完全な健康体の人（生命力100）の場合は数日のうちに吻合した腸がつながりますが、もし亡くなったばかりのご遺体（生命力0）に同じ手術をしたとしたら、腸はいつまで待ってもつながりません。そこに腸があれば生死に関わらず手術自体は行えます。しかし、腸を縫い合わせるという処置が成功しても、連結された腸がしっかりと機能を**回復するためには本人の治癒力、回復力といった、いわば「生命力」が必要**です。

プレハビリテーションで健康状態の悪化を防ぐ

世の中で手術適応がある人の中には、健康体に限りなく近い状態から、生命の灯が消える寸前のぎりぎりの状態まで幅広い生命力が存在します。そして、それは患者さんごとに異なるのです。腰が悪くて歩くのがやっと、という人が股関節の手術を受け、ベッドから立ち上がれずに過ごす間に足の力が落ちてしまって車いす生活になるケースや、肺疾患の既往がある人が腹部の手術を受け、痛みで咳がうまくできないために肺炎になるケースなど、結果として「手術はうまくいったのに……」という状況になることもよくあります。

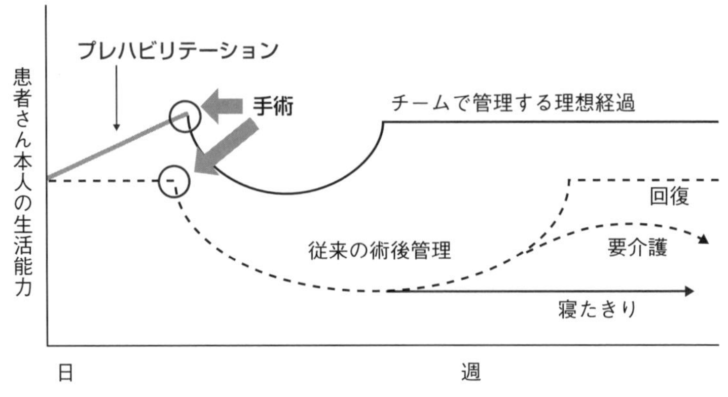

図１　新しい周術期管理の考え方

そこで、術前に足の筋力を少し鍛えておこう、呼吸のトレーニングをしてみよう、と、残された時間で予防策をとるのです。術後に元の状態を取り戻すリハビリテーションに対し、理学療法や栄養療法などを組み合わせ、あらかじめ先手を打って状態を維持・向上させやすくすることを**プレハビリテーション**とよびます。手術の先に待つ生活や必要な機能の目標を立てて、起こりうる**健康状態の悪化への予防**が必要なのです（図１）。

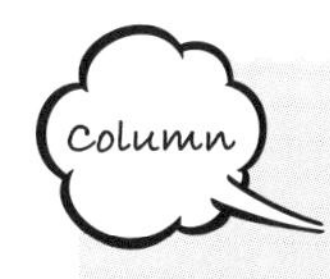

Column

緊急手術のリスクは、前もって準備できないところにある

予定手術の場合、少なくとも術前 2〜4 週間程度かけて、合併症の管理・コンサルト・禁煙・呼吸リハや筋肉トレーニングなどのプレハビリテーション・栄養指導・お薬チェックと術前ドーピング薬の中止・口腔ケア……、と実にさまざまな介入を行い、手術のために体をベストコンディションにもっていくことができます。

一方、急病やケガなどで緊急手術が必要な場合は、仮に全身の合併症があっても把握すらできないことがあります。合併疾患のコントロールが悪くても、状況が切迫していれば手術せざるをえないということが起こります。

手術を“術前の世界から離陸し、巡行し、術後の世界に着陸するまでの飛行機の旅”というイメージで考えた場合、入念に安全チェックして燃料満タンで出発する機体と、いつメンテナンスしたのかわからない状態で慌てて離陸させられる機体、どちらが安心な旅になるかわかりますよね？

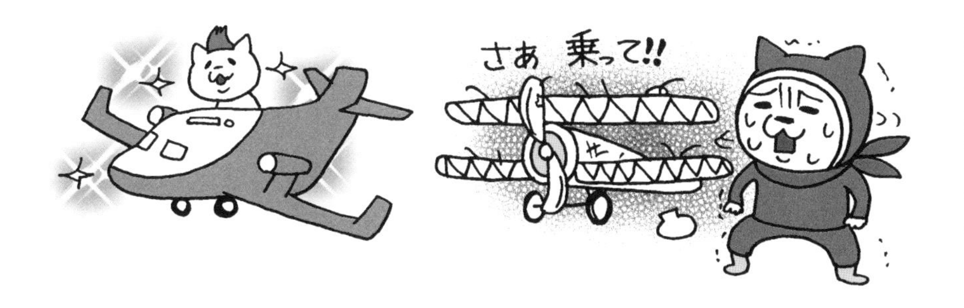

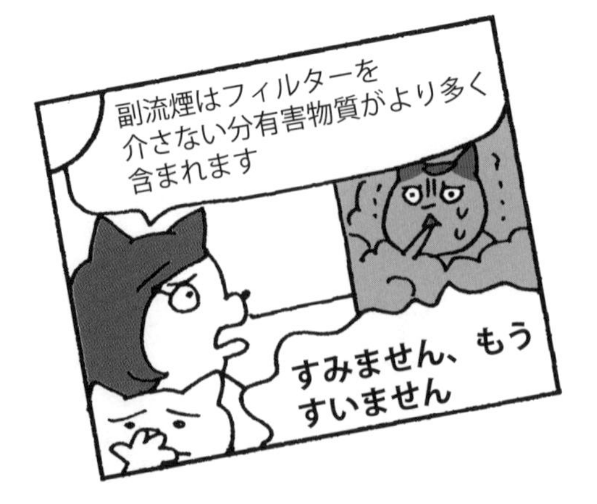
副流煙はフィルターを
介さない分有害物質がより多く
含まれます
すみません、もう
すいません

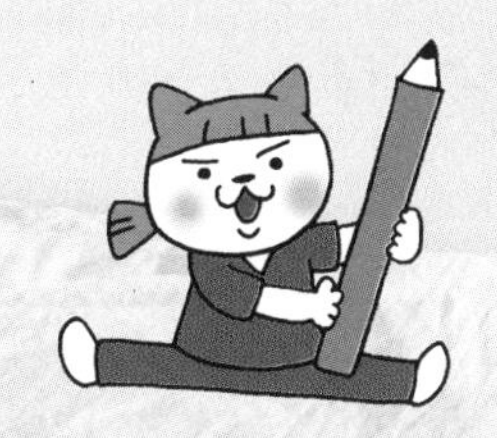

第2章

手術と麻酔を知ろう

1. 麻酔と手術によって術中には何が起きているのか

手術侵襲が強いとどうなる？

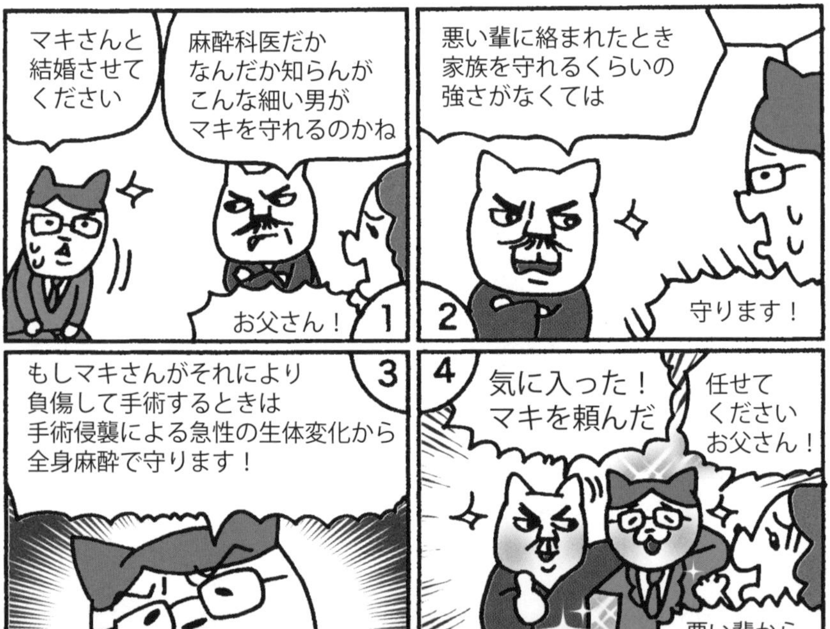

●手術の流れと手術侵襲

手術による体への影響は？

「手術は患者との契約の上に成り立つ、合法的かつ計画的な外傷」、つま

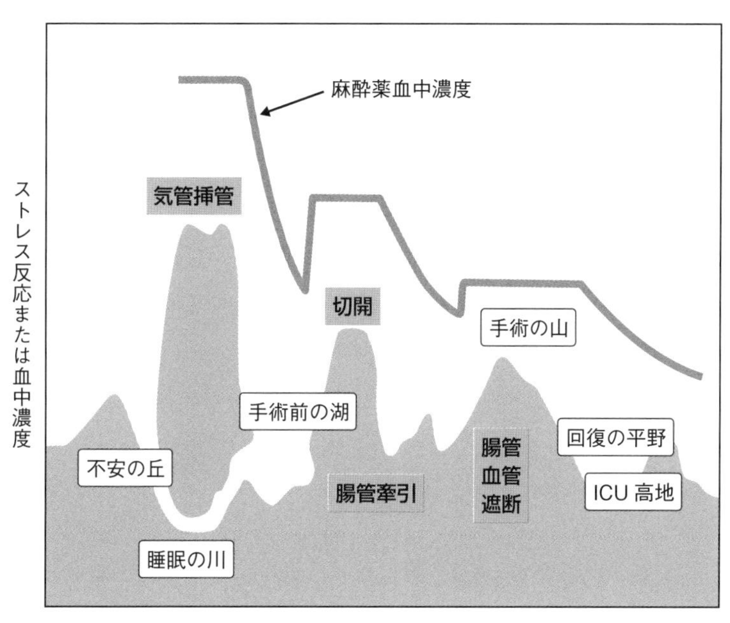

図 1　手術操作による患者状態の変化

（文献 1, 2 をもとに作成）

り、予定された外傷を含んだ治療です。それを、全身麻酔管理を行った上で、計画的にスマートに実施するものとイメージしてもらえればわかりやすいと思います。その際に考えなければならないことは、麻酔をしたらどうなるのかだけなく手術をするとどうなるかということです。

麻酔は、**手術の侵害刺激**（ただの刺激ではなく体を切り刻むほど強力な刺激）に対して、その影響をまともに身体が受けないように防御する役目を果たします。そのためには、侵害刺激によるストレス反応を抑制するのに見合った麻酔薬が必要になります。手術中には、さまざまな山あり谷ありの尋常ではない強さのストレスが加わります（図 1）。

全身麻酔法の発見前には、麻酔なしで手術をしていました。生身の人を大勢で取り押さえて体を切り刻むのです。継続する侵害刺激を麻酔なしで放置するのですから、痛すぎてショック死する人もいたそうです。今では、

表１　手術侵襲による生体の変化

生体反応	原因
心拍数↑	アドレナリン、ノルアドレナリン放出
心収縮力↑	アドレナリンβ刺激による
血管収縮	ノルアドレナリンのα作用による
循環血液量↑	ADH（抗利尿ホルモン）の上昇や、レニン - アンギオテンシン系の賦活で水・Na の再吸収が促進
心拍出量↑	心拍数↑と心収縮力↑による
循環の中心化	血管収縮は末梢血管で起こる
尿量減少	出血や血圧低下で腎血流低下、循環血液量↑の理由
体液貯留	上記＋サードスペース増大
血糖値↑	インスリン抵抗性ホルモン↑（外科的糖尿病）
凝固・止血能↑	出血による凝固因子の活性化、血小板の粘着や凝集炎症性サイトカインによって白血球の浸潤や粘着、血栓形成
換気量・呼吸数↑	精神的ストレスや侵害刺激などは呼吸中枢を刺激
疼痛・体動・逃避・覚醒反応	侵害刺激の持続的な入力

（文献２をもとに作成）

とても考えられません。

手術侵襲とは？

　手術操作によって**ホメオスタシス（内部環境を一定に維持しようと調整する働き）**を変化させるような非常に強い刺激（侵害刺激）を**手術侵襲**とよびます。手術侵襲を受けたとき、生体内では表１のような急性反応が起きることが知られています。

　心拍数や心収縮力の上昇、血管収縮の増強、循環血液量や心拍出量の増加、循環の中心化（末梢血管が収縮して末梢まで循環がまわらないため）、体液貯留から尿量の減少が起きます。インスリン抵抗性ホルモン（グルカゴン、カテコールアミン、成長ホルモン、グルココルチコイド、甲状腺ホルモンなど）が増加してインスリンの働きを減弱させるため、外科的糖尿病状態といわれる血糖値の上昇を引き起こします。凝固・止血能の増大、呼吸促迫（換気量や呼吸数の増加）、痛みから体動や逃避反応、さらには覚醒反応を引き起こします。また、炎症反応により生じる発赤、熱感、腫脹、疼痛や体温上昇（発熱）などが起こります。

●手術侵襲が強いと回復は遅い？

強い手術侵襲を受けると体は衰弱します。当然、回復も遅くなります。麻酔がなかった時代に手術を受けた患者さんは、痛みに耐えられず恐怖から手術死することがあったといわれています。全身麻酔が安全に行われるようになり、外科手術は大きく進歩しました。**麻酔は、生体が手術侵襲をまともに受けないようにするための盾**と考えればわかりやすいと思います。

術中の急激な生体変化を防ぐ全身麻酔

手術による侵害刺激（生体組織を壊すような刺激）が続いている術中に全身麻酔を行うことで、手術侵襲による急性の生体変化（表 1）の大部分は起きないようにコントロールできます。麻酔薬を投与することのみが麻酔科医の仕事ではなく、麻酔薬を投与しつつ、患者さんが異常な状況に陥らないように維持することが重要です。患者さんが死ななければよいのではなく、**生体のホメオスタシスを保ったまま麻酔状態を維持する**ことが求められます。

ただ、手術侵襲が強い場合は炎症反応も強いので、うまく全身麻酔を行っても生体の回復は遅いと考えられます。また、術前の身体の状態が弱っている場合や術前の全身合併症がある場合も同様です。

●術後の回復が遅いとさらに身体が弱ってしまう

術後、回復が遅いと身体が動かせず、その間にどんどん弱っていきます。インフルエンザや新型コロナウイルス感染症などにかかり、熱が続いて寝込んだあとに調子が出ない、うまく身体が動かないことを経験した人もいるのではないでしょうか。

術後に長期臥床するのもその状況と同じです。もとから身体が弱っている場合は回復が遅いですが、その状態の人に手術や麻酔を行ったら、回復はどうでしょうか。**手術をしたら、できるだけ早期に離床して身体の調子を戻すことが大切**なのです。

●高齢者は術後せん妄を引き起こす可能性も

術後せん妄の出現は、手術が直接的な原因です。特に、高齢者の場合は入院による環境の変化、不安、感覚遮断、臥床安静、睡眠障害などに加えて、手術侵襲、術中使用薬、術後合併症、全身状態の悪化なども影響して術後せん妄を発症します。**手術のストレスと合併症を少なくすることが術後せん妄を予防する**といわれています。また、**誘発因子を減少させること**

眠るの大好きだから
手術後はずっと
寝てたいなー
1
おばかー！
ギャー！
手術後は
できるだけ早期に離床して
身体の調子を戻すことが大切
2
3
寝てる間に
どんどん弱るぞ！
寝る
弱る
もっと弱る
どんどん弱って
さらに弱るぞ！
4
眠るのが好きで
永眠したければ
別ですが
天国
来ます？
すぐに起きます
できるだけ！！！

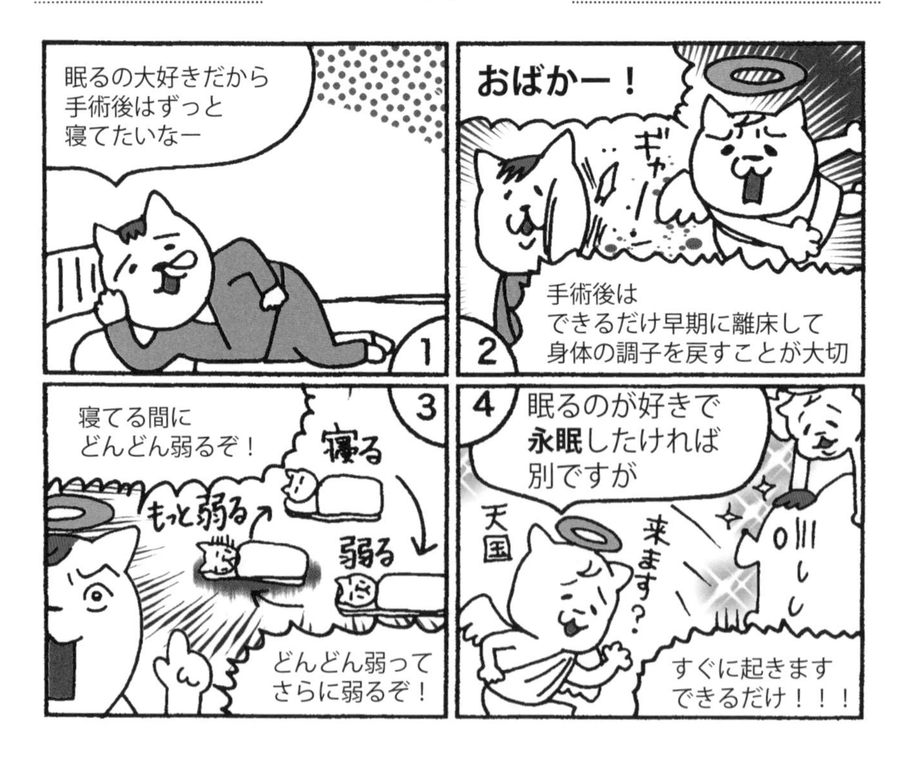

が術後せん妄を予防することにつながります。

すなわち、

・術前の十分な説明、きめ細かい看護、家族の面会などを通して不安を取り除く
・日中の働きかけを多くして昼と夜のメリハリをつけ、睡眠・覚醒リズムを調整する
・術後は早期から離床を促し、散歩やリハビリを行う

こうしたことが術後せん妄を予防するだけでなく、軽症のせん妄の治療にもなります。

〈引用・参考文献〉

1） Ronald, DM. et al. Miller's Anesthesia. 2-Volume Set.7th Edition. Elsevier, 2009.
2） 讃岐美智義．やさしくわかる！麻酔科研修．改訂第２版．東京，Gakken，2023，26.

2. 麻酔は眠っているだけ？
全身麻酔で起きるコト

全身麻酔って
ただ薬打って寝かせるだけでしょ
楽なもんでしょ
それでは
聞いてください
「麻酔科医の歌」
1
意識ない
痛みない
Yo!
Yo!
!?
!?
ついでに呼吸も
嚥下もない
2
麻酔科医には
理解もない
3
Airway
Breathing
Circulation
4
握ってるのは
麻酔科医
にやけてるのは
まずいかい？
タァ
すみませんでした

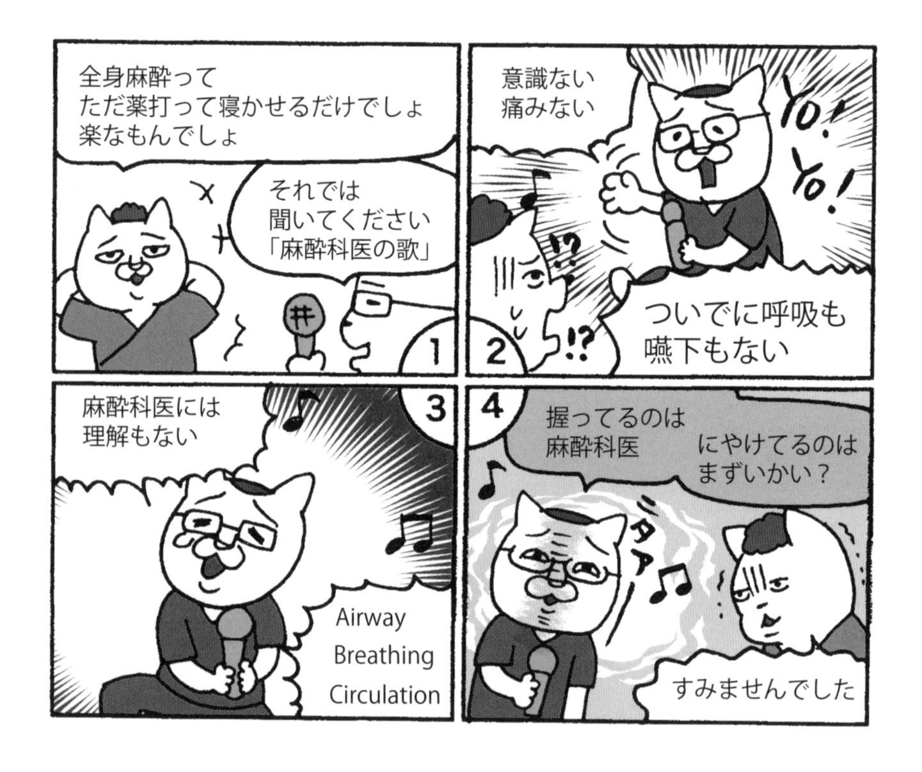

●全身麻酔とは？

全身麻酔中は、単に麻酔薬によって眠っているだけではなく、**「どんなに強い痛み刺激でも覚醒せず、意識がない状態」**です。ただの眠りではそのような状態にはなりません。

全身麻酔状態になると気道は閉塞し、嚥下反射は失われ、呼吸は停止します。さらに循環も保たれなくなることもあります。全身麻酔で失われ

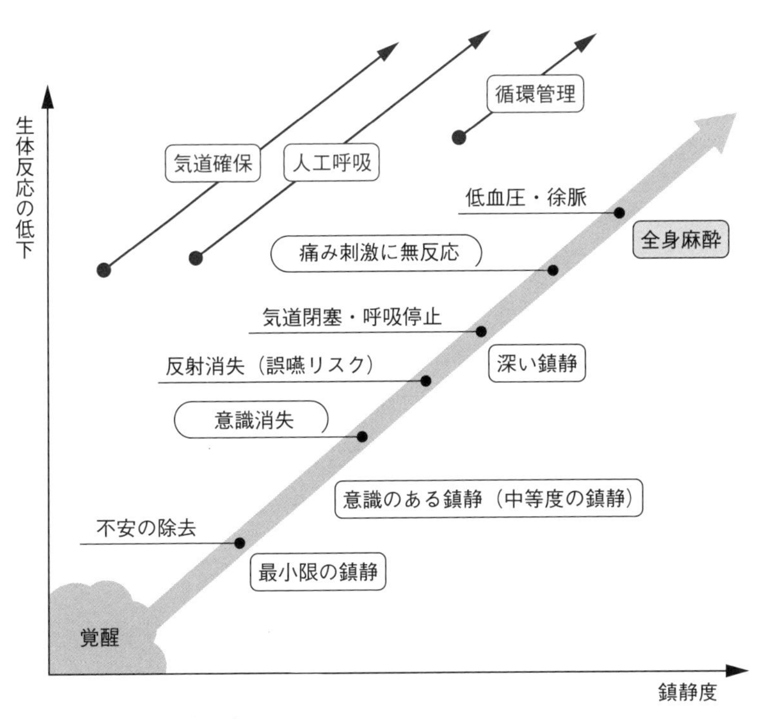

図1　鎮静レベルと生体反応

（文献1をもとに作成）

たさまざまな機能を補うための最低限の対応としてABC管理（**Airway：気道確保、Breathing：人工呼吸、Circulation：循環管理**）が必要です（図1）。意識消失によって気道閉塞や誤嚥のリスクが生じるため、気管挿管などで気道確保（**A**）を行います。自発呼吸の停止が起これば人工呼吸（**B**）を行います。また、全身麻酔状態では痛み刺激にも無反応になります。このぐらい深い麻酔状態では徐脈や低血圧になるため、循環管理（**C**）も必要です。

麻酔は、**「ただ眠っている」だけではない**ことがおわかりになったと思います。麻酔を行えば、**意識と痛みがなくなることと引き替えにABCを含む生命維持行為を行わなければならない状態**になるのです。麻酔科医が麻酔薬を使うときには、ABCを保証しながら全身麻酔を行っています。

●麻酔によって起きること

麻酔によって起きることは、前述したABC以外に、神経機能の欠損（知覚神経、運動神経、交感神経機能の減弱）を指す**D**（**Dysfunction：機能不全**）と、体表露出による低体温、手術侵襲を指す**E**（**Exposure：曝露**）があります（表1）。

つまり、全身麻酔中はA（airway）：気道確保、B（breathing）：呼吸の維持と管理、C（circulation）：止血や輸液療法による循環管理、D（dysfunction of CNS）：中枢神経系に対する支持療法、E（exposure and environmental control）曝露と環境のコントロールの、ABCDEに対するモニタリング看視および処置が必要です[1]。

外傷によって中枢神経系が損傷を受けるのに対して、全身麻酔によって中枢神経系が極度に抑制を受ける状況、また手術という外傷に曝露されること、手術時には生体が空調に露出された状態になって低体温を来しやすいことを踏まえると、まさに外傷ABCにDEを加えたものと同じと考えることができます（図1）。特に、D〔神経系の機能不全（知覚、運動、

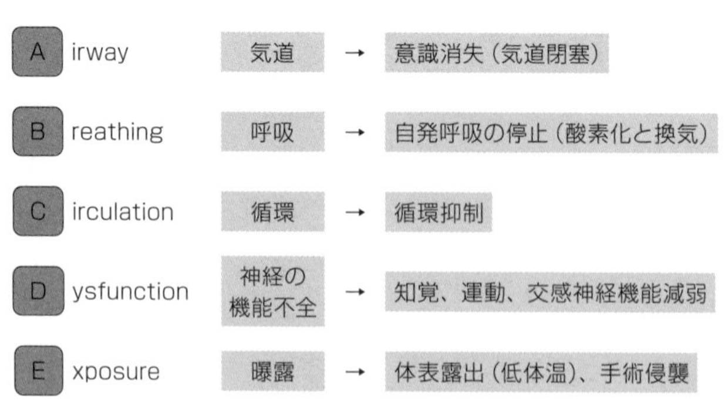

図1　手術麻酔のABCDE

（文献1をもとに作成）

交感神経機能減弱)〕とE（曝露）によって引き起こされる生体の変化が、麻酔からの回復時に大きな影響を及ぼします。

〈引用・参考文献〉

1）讃岐美智義．やさしくわかる！麻酔科研修 改訂第２版．東京，Gakken，2023，292.

3. ABCDE の回復で起きる術後3大苦痛
“いたい”“さむい”“きもちわるい”

●3大苦痛が引き起こすさまざまな合併症

全身麻酔の導入でＡからＥの機能が抑制され、全身麻酔から覚醒することでそれらの機能が回復し、“いたい”“さむい”“きもちわるい”の術後３大苦痛（P.18 参照）が発生します。

“いたい”が原因で起こる離床の遅れに注意！

痛みが強いと交感神経系や下垂体－副腎系の内分泌反応が亢進し、心拍数増加、血圧上昇によって心仕事量が増加し、心筋虚血の要因がある患者さんだけでなく、**術後出血の原因**となります。手術創部の筋攣縮によって痛みが増強し、**慢性痛に移行**することもあります。

さらに、術後の強い痛みを放置すると、動くと痛いためにベッドから出られず離床が遅れます。離床が遅れると機能的な換気量の減少や肺コンプライアンスの低下などを来し、**呼吸機能が著しく低下**します。痛みのために排痰や咳が十分にできないと、術後肺炎や無気肺などが発生しやすくなります。そのような状態になれば低酸素血症を招いて手術創傷治癒の遅れにつながります。

また、**離床の遅れが深部静脈血栓症（DVT）や肺血栓塞栓症（PE）の原因になる**と考えられています。このような状態になると患者さんの回復が遅れるのみならず、離床の遅れが引き金となって起こった合併症の治療も必要になります。

“さむい”体温低下とシバリング

術中は体温が低下しやすい手術室環境であることや、患者さん自身の体温調節機能が失われていることなど、体温が下がりやすい条件が重なっています。**体温が低下（中枢温と末梢温の乖離がある状態を含む）したまま患者さんを覚醒させる**と、シバリング（筋肉の震え）が起こります。また、**覚醒時の痛みや不安**、**残存麻酔薬による中枢神経系作用（上位の運動神経抑制により脊髄反射が亢進するための振戦）**などもシバリング発生のきっかけになります。

シバリングが起こることで、急激に交感神経が刺激されて末梢血管収縮と頻脈が発生し、酸素消費量は2倍以上に跳ね上がります。その結果、心筋虚血、低酸素血症、凝固障害、出血量の増加、術後心合併症、創感染、創部し開、代謝性アシドーシスなど、さまざまな術後合併症の引き金となります。

“きもちわるい”悪心・嘔吐の原因

麻酔薬は胃や腸の動きに影響を与えることがあるため、麻酔からの覚醒後に起きる悪心・嘔吐（PONV：post operative nausea and vomiting）は麻酔の影響と考えられがちですが、PONVの原因は麻酔薬のせいだけではありません。

術後の痛みは交感神経を刺激し、胃や腸を動きにくくさせます。また、**消化器系あるいは腹腔内手術**においては手術によって傷ついた胃や腸が回復するまでの時間が必要であるため、術後は消化器系の機能が低下します。術後、鎮痛のために使用する**オピオイド鎮痛薬**などでもPONVを起こすことがあります。

さらに、PONVを引き起こしやすい条件（P.21参照）があります。これらの原因を特定し、術中にあらかじめ制吐剤を投与してプロポフォールなどPONVが起こりにくい麻酔薬に変更するなどの適切な対策を行うこ

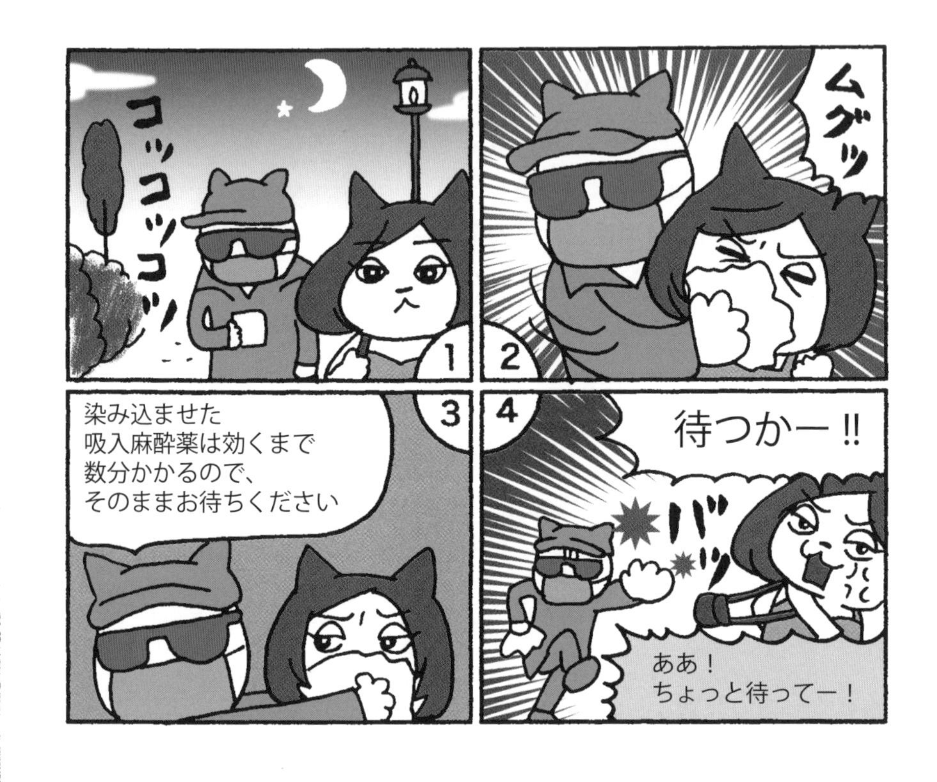

とで、PONVを軽減します。

患者さんに快適な術後を提供することが大切

術後の3大苦痛により引き起こされる合併症の予防には、**術中からの全身管理と麻酔のコントロールが鍵**を握っているため、患者さんの状態を整えながら麻酔を行うことが大切です。自然に眠りから覚めるように麻酔から覚醒させるために、麻酔科医は術中あるいは術前から「仕事」をしています。「上手な麻酔」とは合併症を引き起こさず、患者さんを快適に覚醒させることです。術中に患者さんが動かず、生命が保障されている外科医が求める状態を作るだけでなく、“いたい”“さむい”“きもちわるい”を起こさず、患者さんに快適な術後を提供することが麻酔科医には求められています。

●現在の全身麻酔

古典的な麻酔のイメージというと、麻酔薬を染み込ませたハンカチを口と鼻にかぶせて麻酔薬を吸い込ませ、意識を失わせるというものではないでしょうか。確かに今から150年以上前の麻酔の黎明期は、吸入麻酔薬をマスクから吸わせることで全身麻酔を行っていましたが、ハンカチに染み込ませて一瞬で眠るほど麻酔は簡単ではありません。眠るまで数分から10分程度は高濃度の吸入麻酔薬を吸わせなければ麻酔はかかりません。

現在でも点滴ルートが取れない小児では吸入麻酔薬で麻酔を行うことがありますが、成人では吸入麻酔薬で麻酔導入を行うことはほとんどなく、通常の麻酔導入時は麻酔薬を静脈ルートから注射するためにすぐに入眠します。末梢静脈ルートは麻酔に使用する薬剤を投与するだけでなく、循環管理において循環作動薬や輸液を行うためにもとても重要であり、確実に静脈内に薬剤を投与できるルートを確保・維持しておく必要があります（図1）。また、通常、麻酔を維持する場合に鎮静作用のある全身麻酔薬（鎮静薬）のみで行うことはありません。

麻酔は導入時と覚醒時が重要

全身麻酔は、麻酔をかけ始めるフェーズを**麻酔導入**、麻酔状態を継続することを**麻酔維持**、麻酔から覚醒させるフェーズを**麻酔覚醒**といいます（図1）。特に、**麻酔導入や麻酔覚醒のフェーズでは患者さんの状態が劇的に変化するため、さまざまなトラブルや合併症が発生しやすい**です。

3つの要素を合わせたバランス麻酔が主流

現代の全身麻酔は、**麻酔導入時には時間制限のあるABC管理が求められ、麻酔覚醒時には覚醒時の体動や興奮、呼吸・循環のトラブルへの対処が求められる**ため、バランス麻酔という概念に基づいて**鎮痛**（痛みをなく

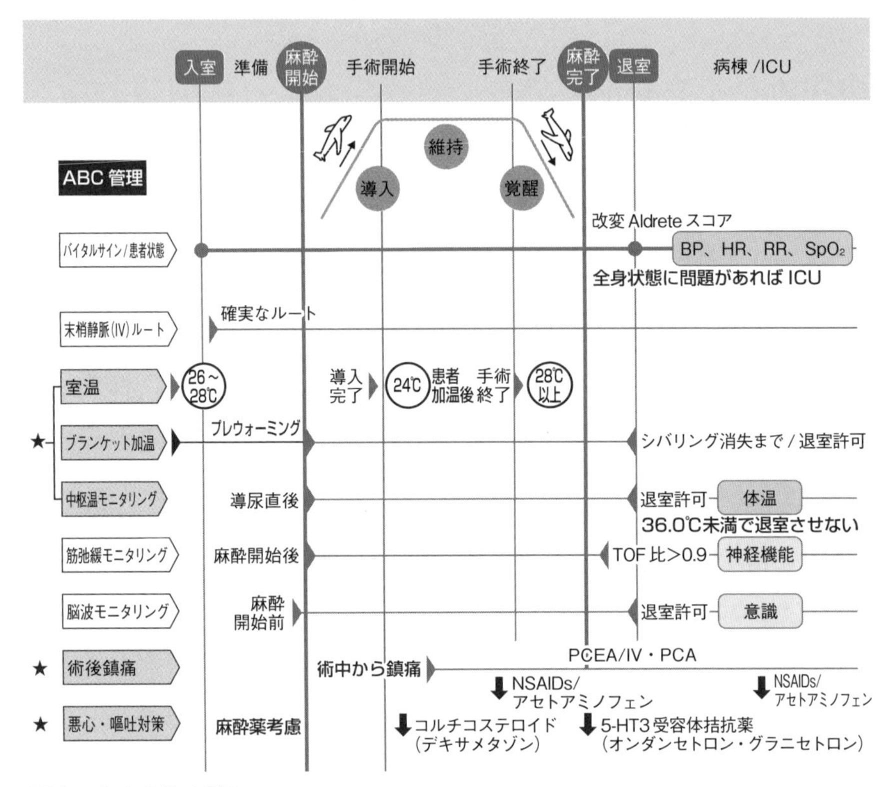

図 1　全身麻酔の流れ

すこと)、**鎮静**（意識・記憶をなくすこと)、**筋弛緩**（体動をなくすこと）の 3 つの要素のそれぞれに対応する薬剤を使用します（図 2)。

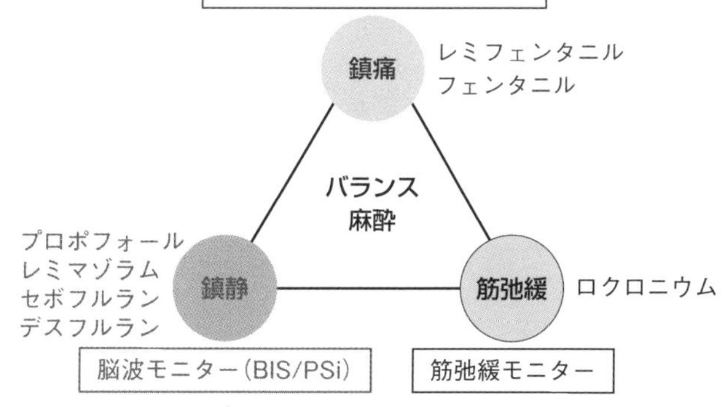

BIS：bispectral index、PSi：patient state index

図２　全身麻酔の３要素とおもな薬剤・モニタリング
（文献１をもとに作成）

麻酔戦隊
アネスタシア！
ギャオー
暴れている
怪獣はお前か！
筋弛緩レッド！
ロクロニウム
ビーム！
ぐぐう…
動けん！
鎮静イエロー
プロポフォール
シャワー！
なんか
暴れちゃって
すみませんでした
釘踏んじゃって
痛くってつい…
鎮痛ブルー！
レミフェンタニル
フラッシュ！
痛みが
消えた！
ありがとう
麻酔戦隊！
なんだか変わった
戦隊モノね…

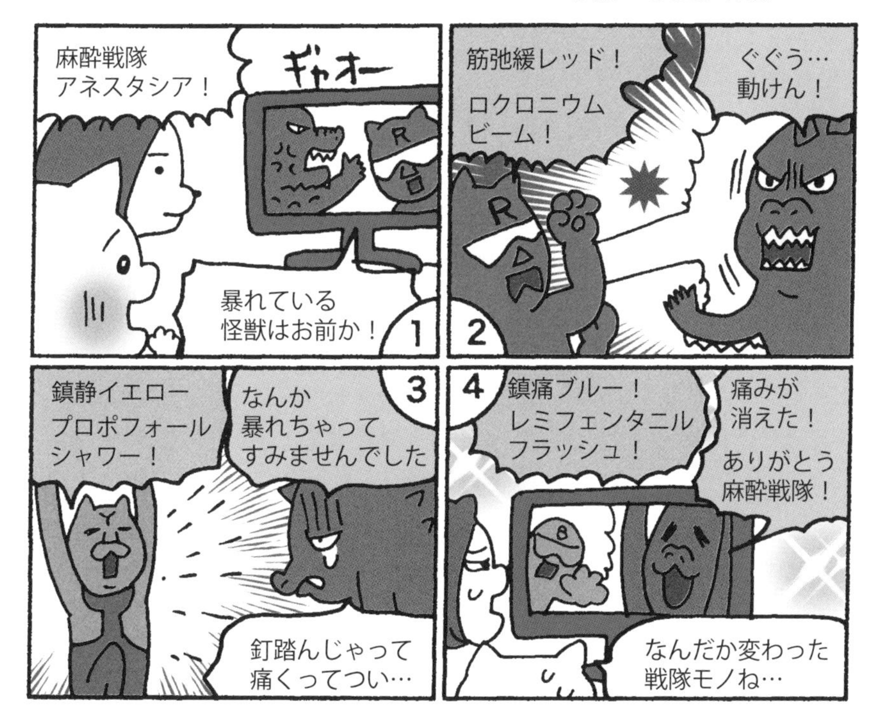

〈参考文献〉

1）　讃岐美智義．麻酔科研修チェックノート．改訂第７版．東京，羊土社，2022，477．

4. 麻酔科医が行う術中の管理の流れ
麻酔の流れと術後対策

●麻酔の流れ（手術室入室～退室・病棟まで）

麻酔に関して、手術室への入室から退室、病棟に戻るまでに行うべき重要なことは、麻酔によって一時的に失われた機能をどのようにタイミングよくサポートするか（P.82 図「全身麻酔の流れ」参照）ということです。

全身麻酔は単に眠っているだけではなく、痛みと意識がない状態と定義されます。その状態では、気道は閉塞し、嚥下反射は失われ、呼吸は停止します。さらに循環が保たれない状態になることもあります。

全身麻酔で失われた機能を補うために行う最小限の医療行為は、**ABC管理**（Airway：気道確保、Breathing：人工呼吸、Circulation：循環管理）です（P.75 図「鎮静レベルと生体反応」参照）。意識消失によって気道閉塞や誤嚥のリスクが起きるため、気管挿管などで気道確保を行います。自発呼吸の停止では人工呼吸を行います。痛み刺激に無反応になり、深い麻酔状態では徐脈や低血圧となるため循環管理も必要です。それ以外に、Dysfunction：機能欠損〔神経機能の欠損（知覚神経、運動神経、交感神経機能の減弱）〕と Exposure：曝露（体表露出による低体温手術侵襲による影響が生じるため）、ABCDE に対するモニタリングや看視および処置が必要です。

●麻酔覚醒までに行う “いたい”“さむい”“きもちわるい”対策

全身麻酔からの覚醒時には、どんなに元気な患者さんでも起きる可能性がある3つの合併症があります。**“いたい”**（術後の痛み）、**“さむい”**（寒気／シバリング）、**“きもちわるい”**（悪心・嘔吐）です。これらの術後3大苦痛を引き起こさないように、麻酔開始時から対応する必要があります（P.82 図「全身麻酔の流れ」参照）。

麻酔覚醒時に麻酔薬の投与を中止すれば、手術による痛みが出るのは当然です。覚醒時までに術後の**“いたい”**への対応を完了する必要があります（P.82 図「全身麻酔の流れ」★部分参照）。フェンタニルなどのオピオイド、NSAIDsやアセトアミノフェンなどの静注、iV-PCA[※1]や硬膜外麻酔を併用する症例ではPCEA[※2]を開始します。

中枢温の低下や末梢中枢温度較差により、覚醒時に**“さむい”**と感じてシバリング（ふるえ）を起こすと、患者さん自身が辛いだけでなく、高血圧や頻脈を惹起して心仕事量増大や酸素消費量の増大から術後のさまざまな合併症を引き起こします。術後のシバリングの原因の大部分は、麻酔や手術による低体温であることを考えると、それを防止するためには室温の調節やブランケットによる患者加温などの処置が必須です。疼痛もシバリング増強因子となるため、術中からの対応が重要であることは前に述べました。

また、術後の悪心・嘔吐（PONV：post operative nausea and vomiting）**“きもちわるい”**への対応も覚醒時までに行っておく必要があります。PONVを起こしやすい患者さんに対しては、PONVを起こしにくい麻酔薬の選択や制吐剤を術中に投与（デキサメサゾンは手術開始時、オンダンセトロンなどの5HT3拮抗薬は手術終了時、ドロペリドールなどは術中）するなどの対応が求められます。

当院では手術室を退室する患者さんの状態を評価して申し送るために、

表 1　改変 Aldrete スコア（呉医療センター版）

項目	内容	点数
意識レベル	覚醒または見当識あり	2
	軽い刺激で覚醒する	1
	触覚刺激にのみ反応する	0
身体活動	命令で四肢（二肢）を動かすことができる	2
	命令で四肢（二肢）の動きがいくらか弱い	1
	命令で四肢（二肢）を自発的に動かせない	0
血行動態	平均血圧が 20%未満の変化	2
	平均血圧が 20～30%の変化	1
	平均血圧が 30%より大きい変化	0
呼吸	深呼吸が可能	2
	咳はできるが、頻呼吸（呼吸音減弱）	1
	弱い咳しかできず、呼吸困難	0
酸素化	SpO_2 ＞ 94%（空気呼吸）	2
	酸素投与を必要とする	1
	酸素投与を行っても SpO_2 ＜ 94%	0
術後疼痛	痛みがないか軽い不快感	2
	静注オピオイドにより中等度から高度の痛みをコントロール中	1
	頑固な強い痛み	0
PONV	嘔気がないか、軽度の嘔気	2
	一過性の嘔気	1
	持続する中等度から高度の悪心・嘔吐	0

7 項目・合計 14 点
12/14 点以上が必要
1 項目でも 0 点があれば手術室から退室しない

改変 Aldrete スコア（**表 1**）を用いています。このスコアは通常の Aldrete スコアに術後疼痛と PONV を加えたもので、手術退室基準として使用できます。

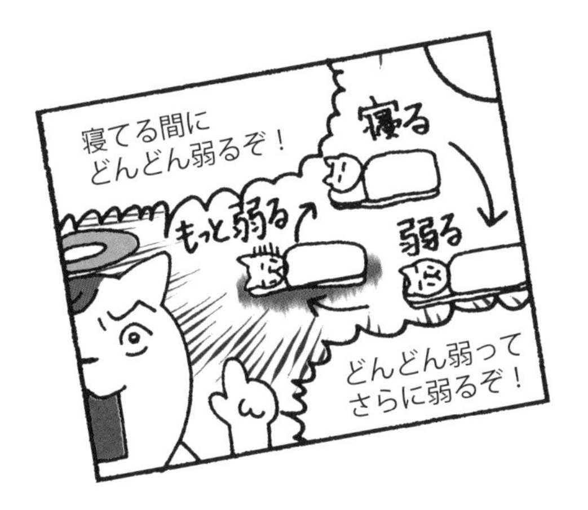
寝てる間に
どんどん弱るぞ！
寝る
弱る
もっと弱る
どんどん弱って
さらに弱るぞ！

5. 術中から術後を考える
術後鎮痛の世界

う〜んまだ
ちょっと痛いよー
PCA で痛みゼロには
できないんですか
1
2
PCA にはメリットと
デメリットがあるんですよ
3
痛み止めを増やすと
呼吸抑制、嘔気・嘔吐、
血圧低下などの副作用がでる！
セット！
嘔吐
痛みゼロ
4
つまり痛みを
ゼロにすることを
目指すと
ゲロになるよ
ゼロがいいけど
ゲロはいや〜

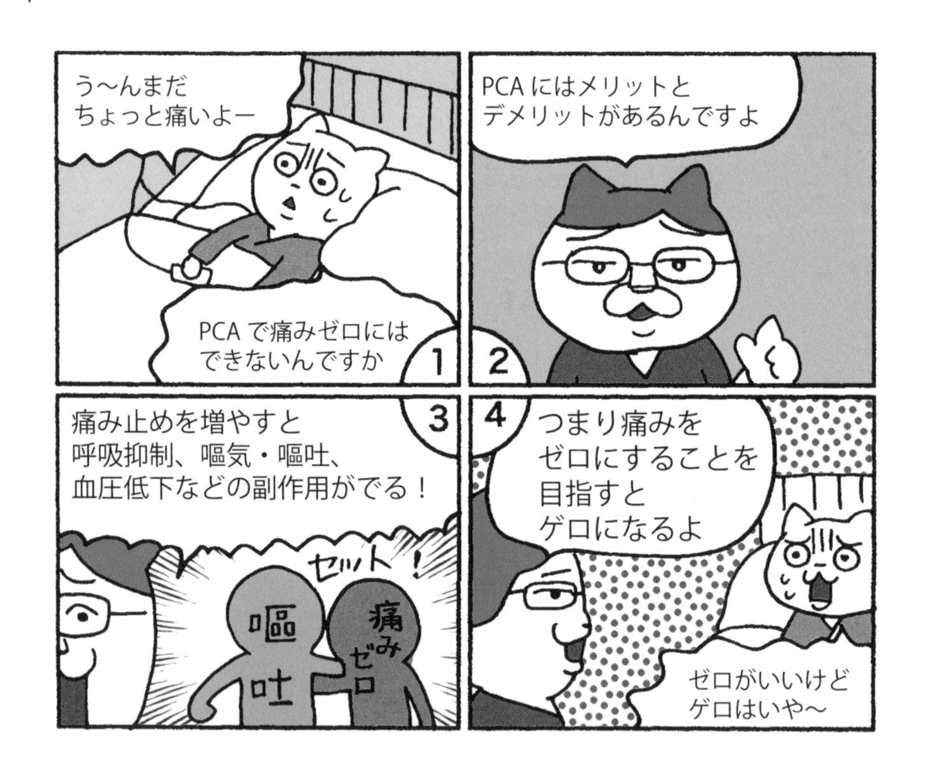

●術後鎮痛の世界：マルチモーダル鎮痛

術後鎮痛に使用できる薬剤には、大別すると 4 つのカテゴリーがあります。 硬膜外麻酔や神経ブロックに用いる**局所麻酔薬**、PCA で使用する**オピオイド**、点滴静注や内服で使う**アセトアミノフェン**と **NSAIDs** です。

これらは作用機序や作用部位が異なるため、単独では鎮痛効果が少ないものでも、作用機序の違う 2 つ以上の鎮痛薬の合わせ技で、より効果的な

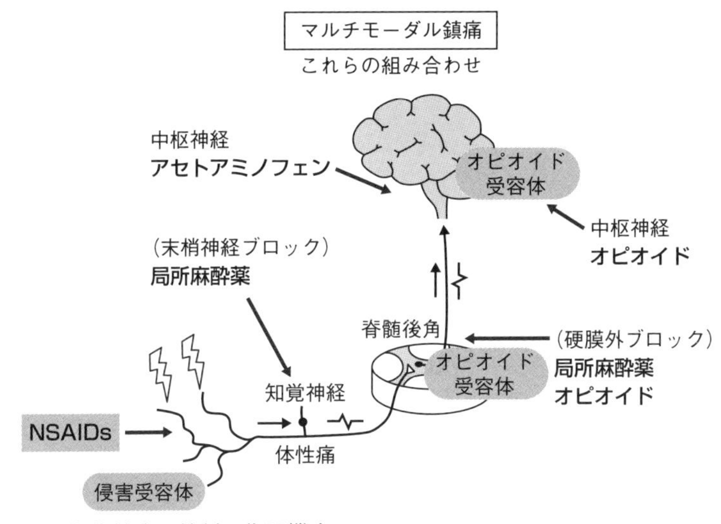

図１　術後鎮痛の薬剤の作用機序

（文献１をもとに作成）

鎮痛が可能です（図１）。

● PCA の仕組み

最近では、多くの施設で麻酔科が中心となって、術後鎮痛のためにオピオイドの**PCA**（patient controlled analgesia）**自己調節鎮痛法**を行うようになりました（図２）。

PCA の原理は、患者さんが痛みを感じたらボタンを押すと鎮痛薬が投与されて鎮痛が得られるというものです。鎮痛が得られたらボタンをそれ以上押すことはないため過剰な鎮痛薬は投与されません。**PCA は至適鎮痛レベルにある時間が長く、副作用である傾眠や呼吸抑制が少ない**（図２）のです。

筋注の場合、患者さんは痛みを感じてからナースコールを押し、看護師が準備をして患者さんのところにやって来ますが、そのときはすでに痛みは強いのです。筋注すると痛みも治まりますが、副作用も出る可能性があ

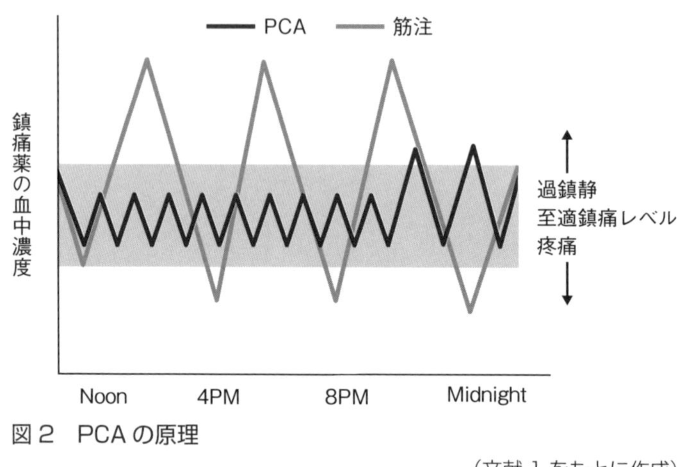

図２　PCA の原理

（文献１をもとに作成）

ります。天国と地獄を往復するため、**うまく鎮痛ができている（至適鎮痛レベル）時間が少ない**と考えられます。

ただし、PCA は一般的にオピオイドを使用していますので、悪心・嘔吐などの副作用や掻痒感、尿閉などによって使用制限がかかることがあります。その場合には、PCA のみに頼るのではなく、マルチモーダルな鎮痛で副作用を抑えつつ鎮痛効果を大きくする工夫が大切です。術後疼痛管理チームは、PCA 投与設定の調節と副作用への対応、PCA 以外の薬剤の調整、離床の進み具合、食事の摂取状況などもみながら、術後疼痛を軽減するためのアドバイスを行います。

●術後疼痛の管理目標は３つ

術後の痛みを安静時と体動時に分けて考えます。

1. 安静時の痛みは「ない」もしくは「弱い」にとどめる

安静時にひどい痛みがないことで、安静状態が保てることを目指します。

2. 体動時の痛みは「弱い」から「中程度」にとどめる

深呼吸や咳をしても痛みが少ない、体位変換や起立・歩行により痛みが少ないことで、早期離床による回復を目指します。

3. 術後の鎮痛剤の副作用を最小限に抑える

鎮痛剤を投与すると呼吸抑制、悪心・嘔吐、血圧低下などの副作用が出ます。それを防止することも大切です。悪心・嘔吐などは、制吐薬によってある程度のコントロールが可能ですが、血圧低下や呼吸抑制に関しては鎮痛薬の継続が困難となり、痛みをゼロにしようとすると過量投与に陥るため注意が必要です。

〈引用・参考文献〉

1) 讃岐美智義. やさしくわかる！麻酔科研修 改訂第2版. 東京, Gakken, 2023, 300.

6. 安全に手術を行うための5つの対策

10分でわかる手術安全チェックリストの知識

山本猫男さん
28歳で
間違いないですね
山川猫太
55歳です
1
手術部位は
右だったね
左です
2
パルスオキシメータは
装着して作動しているね
していません
3
安心してください
チェックしてます！
しなけりゃ
死んでるー！！！
4

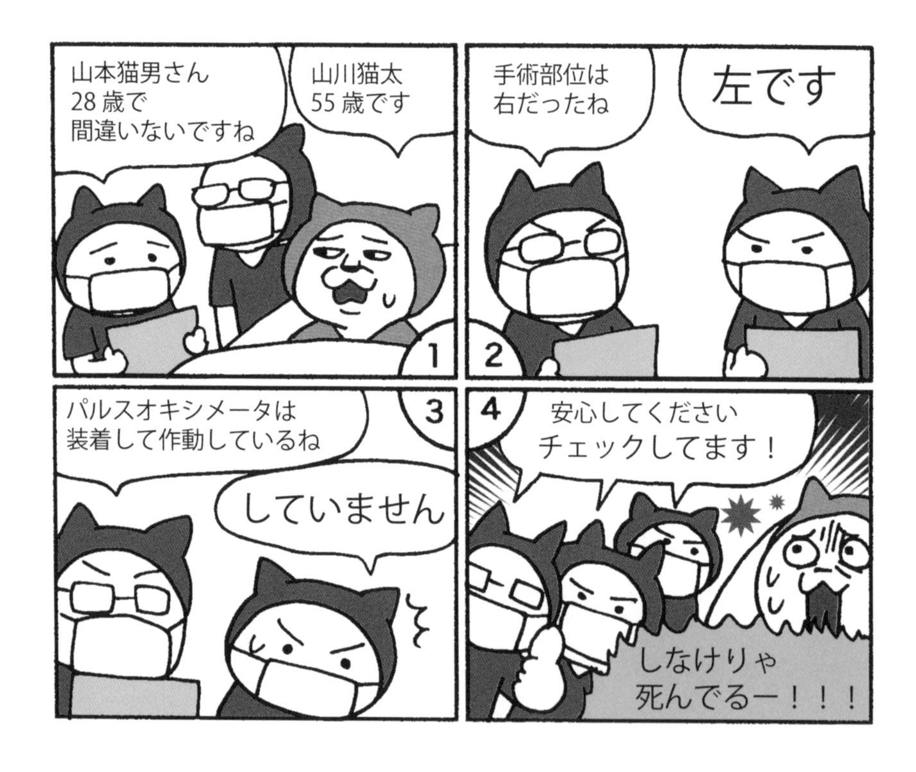

●手術安全チェックリストの目的

外科手術の歴史は、術中の激痛、感染、出血との戦い

麻酔や消毒がなかった時代の手術は、とても危険でした。また、患者さ

んはショックや失血で死亡することもありました 。そのため、外科医はできるだけ早く手術を終わらせるようにしていました。外科手術の歴史は、術中の激痛、感染、出血との戦いだったのです。

術中の激痛に関しては**全身麻酔の発明**により、術後の感染症や敗血症などの合併症に関しては**滅菌・消毒の発見と抗生物質の発見**によって、大幅に減らすことができました。

出血に関しては、**止血器具の発展、内視鏡やロボットを用いた低侵襲な外科手術が広まった**ことで傷口が小さくなり、出血量を抑えることができるようになりました。また、出血したとしても安全な輸血技術が確立したおかげで、死亡率はかなり減少しました。

手術安全チェックリストとは

しかし、これらの発明や発見を経ても、術中にきちんとそれぞれの行為が行われなければ手術は失敗します。それどころか、患者さんや手術部位を間違えたり取り違えるミス、消毒が不十分な器具や壊れた機器の使用、あるいは手術器具やガーゼ、針などの遺残などによって、手術を受ける患者さんに危害を加えてしまうこともあります。

そのような、**手続き上の問題によって患者さんに危害が及ばないように**

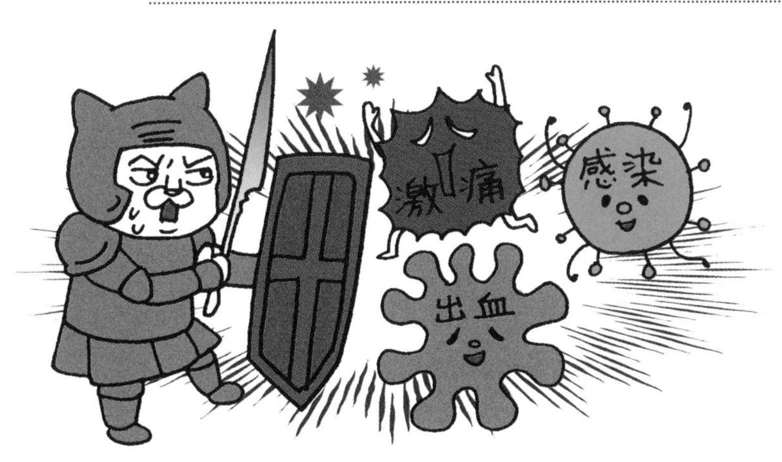

表1　手術安全チェックリスト（2009年改訂版）[1]

麻酔導入前 ➡ **皮膚切開前** ➡ **手術室退室前**

麻酔導入前	皮膚切開前	手術室退室前
（少なくとも、看護師と麻酔科医で）	（看護師、麻酔科医、外科医で）	（看護師、麻酔科医、外科医で）
患者本人に間違いのないこと、部位、術式、手術の同意の確認はしたか？ □ はい	□ チームメンバー全員が氏名と役割を自己紹介をしたことを確認する。	看護師が口頭で確認する： □ 術式名 □ 器具、ガーゼ（スポンジ）と針のカウントの完了 □ 摘出標本ラベル付け（患者氏名を含め、標本ラベルを声に出して読む） □ 対処すべき器材の問題があるか？
手術部位のマーキングは？ □ はい □ 適応でない	□ 患者の氏名、術式と皮膚切開がどこに加えられるかを確認する。	外科医、麻酔科医、看護師に： □ この患者の回復と術後管理における重要な問題点は何か？
麻酔器と薬剤のチェックは済んでいるか？ □ はい	抗菌薬の予防的投与が直前60分以内に行われたか？ □ はい □ 適応でない	
パルスオキシメータが患者に装着され作動しているか？ □ はい	予想される重大なイベント 外科医に： □ 極めて重要あるいは通常と異なる手順があるか？ □ 手術時間は？ □ 予想出血量は？ 麻酔科医に： □ 患者に特有な問題点は？ 看護チームに： □ 滅菌（インジケータ結果を含む）は確認したか？ □ 器材の問題あるいは何か気になることがあるか？	
患者には： アレルギーは？ □ ない □ ある 気道確保が困難あるいは誤嚥のリスクは？ □ ない □ ある、器具／介助者の準備がある 500ml（小児では7ml/kg）以上の出血のリスクは？ □ ない □ ある、2本の静脈路／中心静脈と輸液計画	必要な画像は提示されているか？ □ はい □ 適応でない	

【日本麻酔科学会ワーキンググループ、訳】

このチェックリストには、すべてのものを含むことを意図していない。施設の実情に応じた追加・改変が推奨される。

（文献1より転載）

するため、**手術安全チェックリスト**[1]（表1）が開発されました。WHO（世界保健機関）が2008年に作成し、2009年に改訂したこのリストは、手術の前・中・後に行うべき忘れてはならない確認事項をまとめたものです。手術安全チェックリストを使用することで医療従事者間のコミュニケーションや情報共有が促進され、忘れていた確認が今一度思い出されることで手術に関連する医療ミスを減らすと考えられています。

手術安全チェックリストの目的

1. 手術に関わる医療従事者間のコミュニケーションを促進すること
2. 術中に起こりやすい危険な事象（出血や感染など）を予防すること
3. 術後の合併症や死亡率を減らすこと

●対策① 手術安全チェックリストを正しく使用する

手術安全チェックリストは、各施設や状況に応じてカスタマイズして使用しますが、WHOが推奨する基本的な項目は残すこと、各段階は1分以内に終了できるよう項目数を多くしないこと、チーム全体で話し合って決めること、声に出して確認し合うこと、チェックを不完全に行わないことなどの注意点があります[2)]。

それらの点を守って手術安全チェックリストを使用することで、チームメンバーが同じ情報を共有し、コミュニケーションのミスを減らし、手術室での誤操作や手順の欠落を防ぎ、手術の安全性の向上が期待できます。

各段階のチェックリストの確認事項

麻酔導入前

患者さんや手術部位、同意書などを確認します。出血に対する準備、感染予防、アレルギーや麻酔、麻酔モニターや機器、気道管理の安全性のチェックなどが含まれます。

手術開始前（皮膚切開前）

患者さんや手術部位、チームメンバー間の自己紹介、抗菌薬の予防投与、外科医に手術手技の手順で特別なことや手術時間と予想出血量の確認、**必要な画像の提示**、麻酔科医に患者さんの既往歴だけでなく麻酔進行上の現時点までの問題点の確認、看護チームに滅菌の確認、機材の問題点などの確認を行います。

手術終了前（手術室退室前）

実施した手術術式の確認、**針・ガーゼや手術器具の点数合わせ**、縫合材やドレーンなどの確認、患者さんの問題点に対する外科医、麻酔科医、看護師間でブリーフィングを行います。

手術終了後の器具や病理検体の確認

手術終了後は室内が清潔に保たれ、使い捨て器具や消毒器具などが適切に処理されたかどうかを確認します。これらが間違って次の患者さんの手術に使われれば、感染の危険があります。また、病理検体が正しく出されたかを確認する必要があります。これに関しても、間違ったり取り違えたりすると術後の診断ができなくなり、患者さんに危害が及びます。

安全チェックリストは、看護師が医療現場で患者さんの安全性を確保するために使用する重要なツールです。**安全チェックリストの使用は、医療ミスを減らし、患者さん中心の医療を促進する**ことができます。また、安全チェックリストは、医療現場における文化の変革を促進し、医療チームの信頼性を向上させることができます。

●対策② 体内遺残を防止する

手術器具、ガーゼ、針などの異物の体内遺残は、感染や再手術のリスクだけでなく患者さんの精神的なダメージも大きくなるため、徹底して防止に取り組むことが必要です。

手術安全チェックリストにもあるように、**閉創前のチェック**で確実に**手術器械、ガーゼ（スポンジ）、針カウントを看護師だけでなく外科医も協力して行うことが重要**です。

特に、遺残ガーゼに気づかずに長期間放置すると、患者さんは通常では理解できない症状で苦しむことになります。**遺残ガーゼは、ダメ！ ぜったい**です。遺残ガーゼが起きやすい状況ではいっそうの注意が必要です。

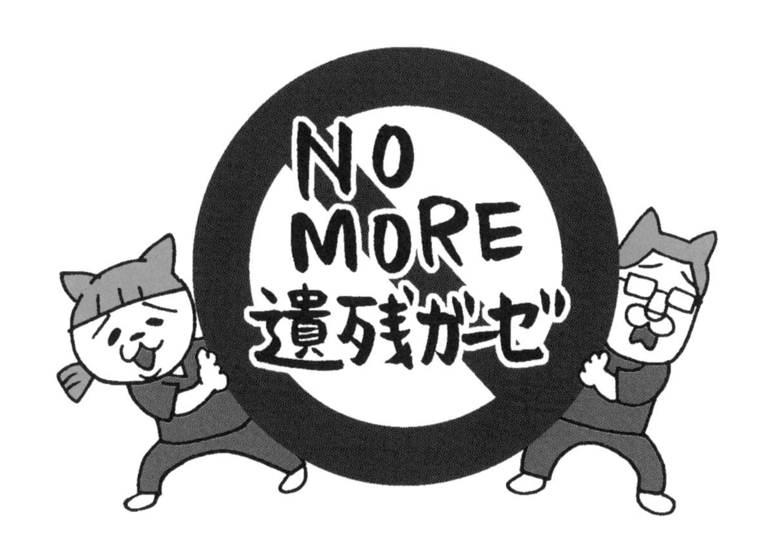

遺残ガーゼが起こりやすい状況 [3]

●緊急手術　●複数診療科の関与　●大量出血（予想外の出血）
●術式の変更　●術中のガーゼの追加　●手術時間の延長　●肥満患者
●術野での２種類のガーゼ（X 線造影剤あり、なし）の使用
●時間外の体制

ガーゼカウントが合っていても遺残は起こる！

日本医療機能評価機構が2019年に発表した医療安全情報によると、2016年1月から2019年3月までに行った手術で、閉創前にガーゼカウントを行ったにもかかわらず体腔内にガーゼが残存した事例が57件報告され、そのうち48件はカウントが合っていた事例でした[4]。**手術終了時に撮影したX線画像でガーゼを発見できなかった事例の多くは、閉創前のガーゼカウントが合っていた**事例です[5]。これは、手術が終わってホッとしているところで、ガーゼカウントが合っているので、外科医がまじめに“X線入りガーゼ”を読まなかったという落とし穴に対する警鐘です。

●対策③ エネルギーデバイスによる熱傷や消毒薬などの引火を予防する

エネルギーデバイスとは、**デバイス先端から放出する**高周波、超音波、マイクロ波などのエネルギーで血管や組織を切り、剝がし、凝固する手術器具です。正しく使えば非常に有用ですが、使い方を誤れば命に関わる事態に陥ることもあります。デバイスの先端から出る高いエネルギーを不用意に手術部位以外の間違った場所に当てると、当然ですが火傷をします。知らないうちにスイッチが入っていて熱傷を起こすこともあります。

また、術野の消毒などで引火の危険のあるエタノール含有の消毒薬を使

用し、電気メスを作動させると消毒薬に引火して重度の熱傷を引き起こす危険性があります[6)]。

消毒薬の引火を予防するための対策[7,8)]

- ☑ 引火性のある消毒剤があることを周知徹底する
- ☑ 消毒剤のボトルに「火気厳禁（電気メス使用注意）」のシールを貼り、注意喚起する
- ☑ 垂れた消毒剤を吸収させたパッドは、覆布をかける前に取り除く

さらに、電気メスに関しては、気管周辺の手術で高濃度酸素投与中に電気メスを使用したところ、気管に引火して熱傷を負った事例が報告されています。このような状況では酸素濃度を50％以下にして手術を行う必要があります。

●対策④ 術式間違いを防ぐ

患者さんの取り違えを防ぐための対策として、患者さんに何度もフルネームで名乗ってもらったり、「氏名、生年月日、性別、患者番号、バーコード」の印刷されたリストバンドをつけてもらってバーコード認証後に医療行為を行うことは大半の病院で行っていると思います。手術室入室直前に手術部位（左右や臓器）を患者さん自身にも確認します。

しかし、全身麻酔をかけたあと、外科医が勘違いをしていたりする可能性もあります。その対策として、**手術開始前のチェック**では、外科医に術式と予定手術時間を述べてもらうことに加えて、**必要な画像を提示してもらう**ことが挙げられています[9)]。画像によって、その手術部位を再認識するという意味が大きいのです。

●対策⑤ 体位と神経障害、褥瘡などへの対策を行う

全身麻酔下で手術を受ける患者さんは、意識もなく呼吸も循環もコントロールされた状態となっています。**意識がなく痛みも感じない状態では、自分の置かれた状況がわかりません。そのため、どんなに元気な患者さんであっても医療スタッフがその患者さんのあらゆることを代理で行う必要があります**。

例えば、皮膚や神経の圧迫による褥瘡や神経障害、通常なら痛いはずの無理のある体位、まぶたの開眼による角膜乾燥、針やガーゼ・医療器具の体内への遺残など、**手術による操作以外の不都合**についての配慮が必要です。看護師だけでなく、外科医、麻酔科医も十分に情報を共有して一致団結した対応が求められます。

手術室内では手術や麻酔以外に、多くの患者安全に関する配慮が必要であり、手術安全チェックリストが大きな役割を果たしています。これも形骸化してしまえば医療ミスは起こります。皆がチェックリストを正しく理解して使用する体制が必要です。

〈引用・参考文献〉

1) 日本麻酔科学会. WHO 手術安全チェックリスト（2009 年改訂版）. 2009. https://anesth.or.jp/files/pdf/20150526checklist.pdf（2023 年 3 月閲覧）.
2) 医療安全全国共同行動事務局. WHO 手術安全チェックリストの 使用を推進するための資料. http://kyodokodo.jp/doc/tools/7.pdf（2023 年 3 月閲覧）
3) 医療事故情報収集事業第 54 回報告書. https://www.med-safe.jp/pdf/report_54.pdf
4) 日本医療機能評価機構. 医療安全情報. 手術時のガーゼの残存①－ガーゼカウント－. https://www.med-safe.jp/pdf/med-safe_152.pdf（2023 年 3 月閲覧）.
5) 日本医療機能評価機構. 医療安全情報. 手術時のガーゼの残存②－ X 線画像の確認－ https://www.med-safe.jp/pdf/med-safe_153.pdf（2023 年 3 月閲覧）.
6) 日本医療機能評価機構. 医療事故情報収集等事業. 第 59 回報告書（2019 年 7 月～9 月）. https://www.med-safe.jp/pdf/report_59.pdf（2023 年 3 月閲覧）.
7) 日本医療機能評価機構. PMDA 医療安全情報　電気メスの取扱い時の注意について（その 2）. 2015. https://www.pmda.go.jp/files/000204350.pdf（2023 年 3 月閲覧）
8) 日本医療機能評価機構. 医療事故情報収集等事業 第 37 回報告書（平成 26 年 1 月～3 月）. 再発・類似事例の発生状況. 2014. https://www.med-safe.jp/pdf/report_2014_1_R003.pdf（2023. 3. 閲覧）
9) 日本医療機能評価機構. 医療事故情報収集等事業第 57 回報告書（2019 年 1 月～3 月）. 術式間違いに関連した事例. 2019. https://www.med-safe.jp/pdf/report_57.pdf（2023 年 3 月閲覧）
10) 日本医療機能評価機構. 医療事故情報収集等事業第 67 回報告書（2021 年 7 月～9 月）. 医療関連機

器圧迫創傷（MDRPU）に関連した事例．2021．https://www.med-safe.jp/pdf/report_67.pdf（2023年3月閲覧）
11）讃岐美智義．麻酔科研修チェックノート．改訂第7版．東京，羊土社，2022，477.
12）讃岐美智義ほか．麻酔科研修20日ドリル．東京，羊土社，2022，141.
13）日本病院薬剤師会監．周術期の薬学管理．改訂2版．東京，南山堂，2018，300.
14）日本病院薬剤師会学術委員会．根拠に基づいた周術期患者への薬学的管理ならびに手術室における薬剤師業務のチェックリスト（2022年度版）．https://www.jshp.or.jp/banner/guideline/20230206-1-2.pdf（2023年3月閲覧）
15）国立健康・栄養研究所．改訂版『身体活動のメッツ（METs）表』．2012．https://www.nibiohn.go.jp/eiken/programs/2011mets.pdf（2023年3月閲覧）
16）松井亮太．術前栄養介入による術前環境の適正化．外科と代謝・栄養．55（5），2021，190-5.
17）日本麻酔科学会 周術期禁煙ガイドラインワーキンググループ．周術期禁煙プラクティカルガイド．2021．https://anesth.or.jp/files/pdf/kinen-practical-guide_20210928.pdf（2023年3月閲覧）
18）Lee, TH. et al. Derivation and prospective validation of simple index for prediction of cardiac risk of major noncardiac suergery. RCRI index Circulation. 100（10）, 1999, 1043-9.
19）Gan TJ. et al. Fourth Consensus Guidelines for the Management of Postoperative Nausea and Vomiting. Anesth Analg. 131（2）, 2020, 411-48.
20）日本麻酔科学会．術前絶飲食ガイドライン．2012．https://anesth.or.jp/files/pdf/kangae2.pdf（2023年3月閲覧）
21）日本麻酔科学会・周術期管理チーム委員会編．周術期管理チームテキスト．第4版．神戸，日本麻酔科学会，2021，723-5.

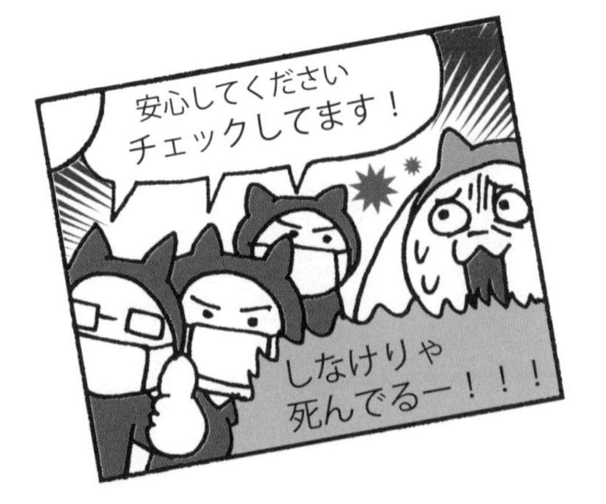
安心してください
チェックしてます！
しなけりゃ
死んでるー！！！

第3章

周術期管理センターのキホン

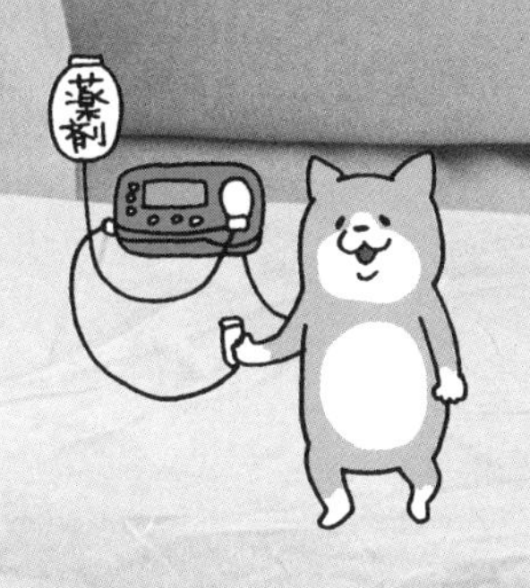

1. マラソンと総合デパートと手術

周術期センターの役割って？

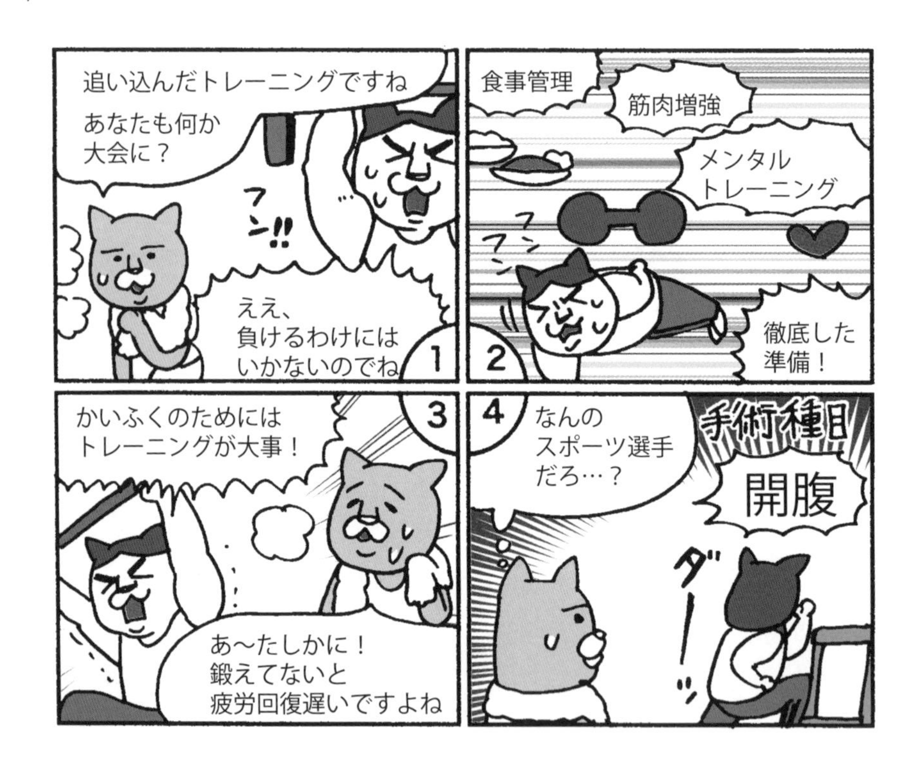

●手術に臨むのは、マラソン大会に出るがごとし!?

走るのは患者さん自身、医療従事者はサポーター

手術に臨むことは、スポーツの大会に出場するのと似ています。例えば

マラソン大会にエントリーした人が、大会当日まで何の準備もしないで突然走り出すのはちょっと無謀だと思いませんか？おそらくは、本番に備えて毎日少しずつ柔軟体操やストレッチ、ジョギングをする習慣をつけ、体を慣らしていくでしょう。栄養があってスタミナがつくようなものを食べてお酒を控えるなど、食事にも配慮をし、夜更かしをやめて十分な睡眠をとって体調を整えるでしょう。プロになれば、選手1人が頑張るのではなくチームで選手を支えます。栄養やトレーニングメニューが細かく管理され、心身ともに体をベストコンディションにもっていくことでしょう。

そして、それは手術も同じです。大切なのは、手術を受ける患者さん自身が最後まで走り抜くという意思、主体性を持つことです。もちろん、1人ではありません。現在は医師・看護師だけではなく、**さまざまな医療スタッフが得意分野の知識を持ち寄り、手術を受ける患者さんをチームで支える**仕組みが構築されつつあります。そのようなチーム活動を担う部門を、この本では**周術期管理センター**とよびます。よびかたは病院によって違いがあるかもしれませんが、いずれにしても患者さんが手術を終えて家に戻ったときに「ベストを尽くして、1等になれた」と思えるようなサポートを、術前から退院後まで行うことを目的としています。

●周術期管理センターは総合デパートのコンシェルジュ？

皆さんが特別な日におしゃれをして出かけたいと思って、洋服、帽子、靴、アクセサリーを買いに行くとします。専門店ならそれぞれのお店を何カ所も回らないといけないのに対し、総合デパートなら1カ所で全部揃います。さらに、デパートのお得意様窓口ではコンシェルジュがお出かけの目的や日程、今のファッション状況を把握した上で必要なものを見繕い、各売り場担当者から最適なものを持ち寄らせ、予算や好みに合わせたコーディネートをしてくれるとしたらどうですか？ そしてお出かけの日、思い通りのおしゃれをして最高の思い出を作り、帰宅できたら素敵だとは思いませんか？

理想的な周術期センターはそんなイメージかもしれません。手術を受ける患者さんのゴールは、「食う、寝る、動く、排泄する」といった**生命維持に当たり前の活動を回復させ、入院前の生活に戻る**ことに他なりません。多職種で知恵を持ち寄り、患者さんの術後回復を促進させる仕組みを実践する周術期センターの各部門の役割をみていきましょう（図 1）。

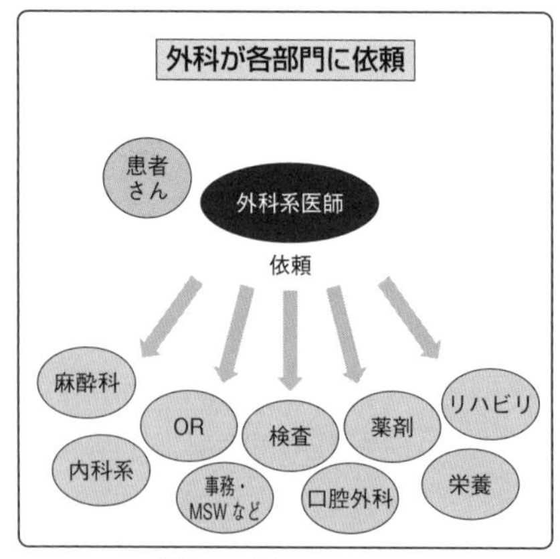

従来の手術のスタイル

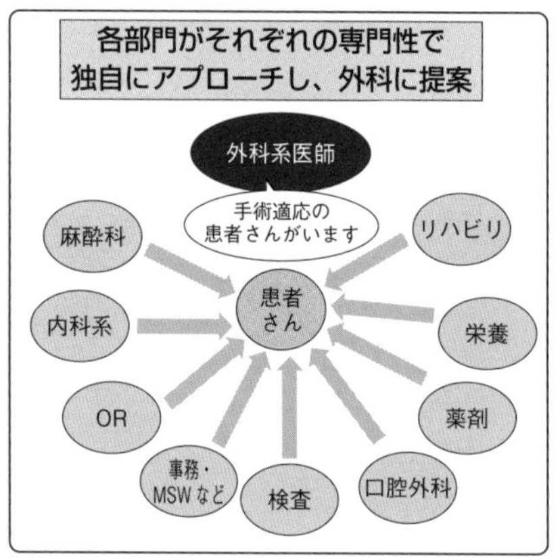

周術期管理センターが目指す方向

図 1　周術期管理センターの仕事と役割分担

2. 周術期管理センターの仕事と役割分担

チームの中心は患者さん

●チームの中心は患者さん

これまでは手術を決めた外科系医師が自らの目線で患者さんを詳細に観察し、必要と思われる部門へ適宜依頼や紹介を行う形式でした。各部門は依頼を受ければ仕事を行うという受け身のスタイルだったといえます。

新しい考え方は、外科系医師が周術期センターに「手術適応の患者さんがいるのですが、どう思います？」と投げかけ、各部門が「どれどれ……」とそれぞれの視点で患者さんに必要なことを考え、提案や介入をするという能動的なものです。主人公である患者さんをチームの中心に据え、各部門の多角的な視野で患者さんを診ることで、周術期を快適に過ごして早期の退院につなげるのです。

●外科系医師

周術期管理センター（以下、センター）の仕事は、外科系医師が手術の実施と日程を決め、それをセンターに伝えるときから始まります。患者さんの全身状態を整えて手術に臨むためには、手術の日程を決めた上で目標に向けてチームで前進していくことがとても大切です。スポーツ大会に出るにしても、日程が決まっていなければ、選手はいつから何をどう努力すればいいのか、イメージがわきにくいですよね。

センター内のどの部門に介入してもらうかは、振り分け基準があることが理想です。そうでないと、結局センターを受けるための準備やオーダーに外科系医師の時間が割かれるだけで、メリットがありません。外科系医師にしかできないことは、手術適応・手術可否の最終判断、手術の実施です。そのための情報取得と介入、患者状態の最適化をほかのメンバーが支えることになります。

●事務部門

事務部門はセンターで最初に患者さんを受け入れる病院の顔です。ホテルのフロントやコンシェルジュのイメージでしょうか。チェックインと同様に、患者さんの氏名や住所をはじめとした情報を収集し、手続きを行います。近年活躍しているメディカルクラークのカルテ情報整理が、お得意様の好みや苦手なものをあらかじめ調べておくのと似ています。

事務部門が患者さんの喫煙状況、身長体重、お薬手帳の有無などを確認して、各部門に振り分けたり、つないだりすることは、旅行の要望を受けたコンシェルジュがお客様の予算や日程を聞いて、ツアー会社に伝えるようなものです。

また、事務部門は部門コンサルトの空き状況をみながら誘導するといった交通整理なども担います。

●看護師

看護師は周術期センター全体を介して、旅行代理店とツアーコンダクターのように術前外来、入院（病棟）、術中（手術室）、術後（病棟）にかけて常に患者さんのそばに寄り添う、きわめて重要な役割を果たします。周術期の各フェーズにおける看護師間の情報共有と連携を縦のつながりとすれば、そこからさらに、医師や他部門との横のつながりを担う役割もあります。

病院によって外来部門の運用方法はさまざまです。各科外来看護師、術場看護師、入退院支援部門看護師のどの部門をメインにしているのか、特定看護師、周術期管理チーム認定看護師、周麻酔期看護師などどんな資格を持っている者が中心かなど、施設ごとに工夫があります。

周術期外来では、患者さんの情報収集を行います。主訴や現病歴、既往やアレルギー、家族情報や社会的背景などをはじめ、手術術式や術前検査結果の把握が行われます。このあたりは、必要に応じてメディカルクラークがカルテ情報のとりまとめに協力する施設もあります。実際の面談では身体診察による評価を行い、使用言語や視聴覚能に問題がないか、関節可動域や皮膚障害など術体位に伴うリスク評価、肺塞栓リスクと予防プランの決定、他部門との連携のための栄養やフレイル、せん妄リスクスクリーニングなどを手がけることもあります。

さらには、麻酔と手術に関するオリエンテーション、禁煙・禁酒や栄養・プレハビリテーションに関する生活指導、病棟での過ごし方や術後疼痛管理に関する説明や指導などを行いつつ、不安軽減のための相談までこなします。すべての内容を口頭で説明すると情報量が膨大となり、すべてを理解してもらうことは困難ですので、視覚教材や動画などを上手に活用し、患者さんが知りたいことを振り返れるようにすることも有用です。

術後の病棟管理においては、気道・呼吸・循環・意識・体温といった生理機能の回復を確認しつつ、麻酔関連合併症がないか、せん妄などの予兆はないかをフォローアップします。また、疼痛とPONV対応が重要です。病棟看護師は最前線で患者さんの訴えに向き合うことになります。飲食と排泄の確立、早期離床と歩行再開に向け、術後疼痛管理チームあるいは主治医・麻酔科医と連携し、クリニカルパスなどを利用して看護師が迅速かつ主体的に患者さんに対応できる環境構築が望まれます。

●薬剤師

もちは餅屋、くすりは薬剤師に！

薬学部は2006年に4年制から6年制に変わりました。職業名に就く「師」とは、学問や技術を教えるその道の専門家という意味です。医業の専門分化に伴い、薬学は薬剤師の専門分野としての独立性を獲得してきました。

2012年に6年制最初の卒業生を輩出してから、すでに現役生活10年選手が存在します。新しい時代の薬剤師が今後もどんどん育っていくとともに、働き方も大きく変貌しています。ドラマ化されて話題になった漫画『アンサングシンデレラ』のように、患者さんと直接関わる薬剤師はこれから増えていくことでしょう。

術前・中・後に重要な薬剤師の業務とは

昨今の薬剤の発展は著しく、ジェネリック薬品の登場で服薬内容の把握が困難になっているほか、コンプライアンス改善のために考案された合剤などでは、やめるべき薬と継続すべき薬が合体しているものまであります。しかも、患者さんは複数の医療機関からそれぞれ処方薬をもらっていたり、各種の健康食品やサプリ、漢方などを自己判断で摂取したりしているケースもあります。

周術期に必要な休薬が守れないと、**"術前ドーピング"** として手術が受けられなくなることがあり、患者さん自身の療養計画の変更を余儀なくされます（P.43参照）。

●薬剤師の重要業務：【術前】

☑ 患者さんの服薬状況や摂取サプリ類の把握とアレルギー情報を正しく把握する

☑ 休薬が必要な薬、継続が望ましい薬、継続・中止に処方医師の最終判断を要する薬、その他服薬しなくても手術に支障のない薬を分別する

☑ 服薬に関する指導を行う

さらには、事前に取り決めたプロトコールに準じた代行入力には

☑ 持参薬や合剤などを院内採用薬に切り替えるもの、

☑ 術中使用薬剤

などがあり、主治医の大きな助けになります。

●薬剤師の重要業務：【術中】

☑ 手術室担当の薬剤師による、クリーンベンチを利用した麻酔使用薬剤や術後疼痛管理に使用する鎮痛薬の調製

☑ 麻薬や毒薬類の貸し出し返却管理

●薬剤師の重要業務：【術後】

☑ 休薬した薬の再開

☑ 三大合併症やせん妄対応として、鎮痛薬や睡眠薬を含めた各種薬剤のアセスメントとアドバイス

周術期には、新しい領域としてできることが無限にあります。何をすればよいか迷った場合の羅針盤としては「根拠に基づいた周術期患者への薬学的管理ならびに手術室における薬剤師業務のチェックリスト」[1]などが参考になります。

●歯科領域

歯と口腔機能のチェック、保清、抜歯や歯牙保護、治療、指導など

外界から食物を取り込む口。そこはヒトにとって、細菌など外敵とのせめぎあいが起こる最前線でもあります。歯垢1mgには1億個の菌が生息しているといわれ、歯の衛生状態が悪いと歯周病になります。

手術に伴う免疫力の低下は、菌の体内への侵入を許して敗血症や全身性の炎症を来すほか、誤嚥性肺炎の原因菌を育てることにもなります。まずは、術前に口腔内環境を良好に保つための保清、歯周病などの評価と治療が求められます。

また、全身麻酔では気管チューブや声門上器具などの気道確保デバイスを挿入・抜去しますが、その際に歯牙破損・転位・脱臼などの偶発症が起

ここは居心地がいいね
母さん
そうね、どんどん
仲間も増えるし
ハイ
ごはんよー
食べカス
となりの歯にも
あたらしい歯垢が
建設中ね
わあ
これで
1億菌くらい住めるね！
おれ、立派な
誤嚥性肺炎の原因菌に
なれるかな
いつか
肺に行くんだ
きっと
なれるわよ！
……今あなたの口の中で
このような世界が
広がっています
ちゃんと歯みがき
します!!

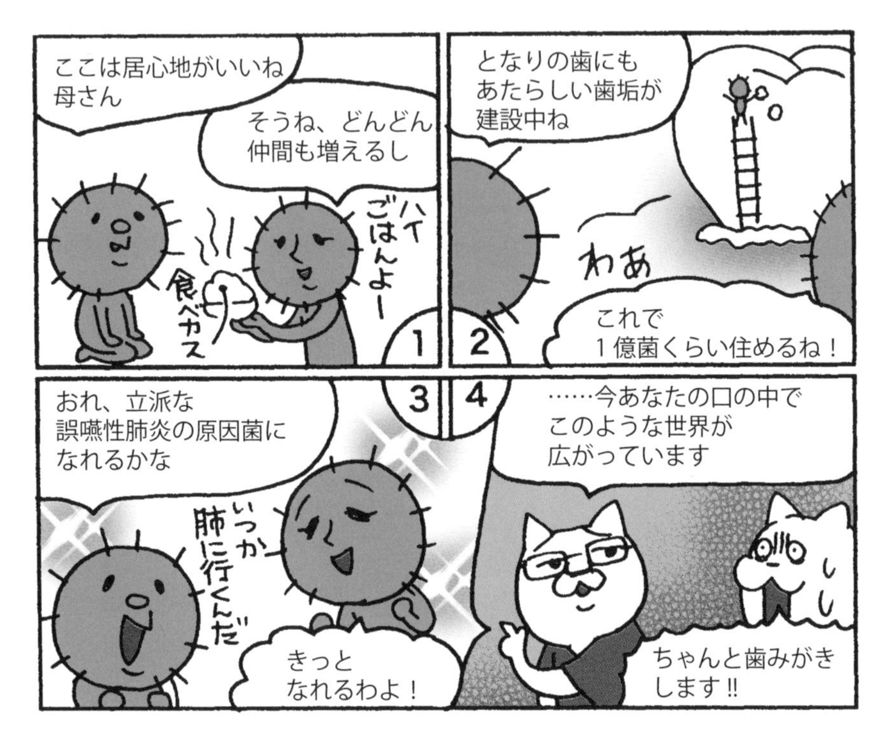

こるため、リスクの評価とマウスピース制作による保護も必要となります。

さらに、口腔が担う役割は唾液を分泌して摂食・嚥下を行うことのほかに、コミュニケーションもあります。その機能維持のために必要な評価・介入が口腔機能管理であり、診療報酬改定H24では周術期における口腔機能管理等チーム医療の推進が盛り込まれました。実際に、術後肺炎や創感染の予防、入院期間短縮の効果が認められています。

●栄養管理

術前栄養評価・栄養指導・栄養サポートチーム（NST）・理学療法と連携

体をつくるのは食べ物です。術後の回復に栄養は不可欠であり、栄養管理は身体管理と同義です。また、体づくりには栄養摂取だけではなく、適度な運動も欠かせません。**栄養管理とプレハビリテーションは術後回復の両輪**といえるでしょう。

術前に介入すべき低栄養状態にはさまざまな指標がありますが、例えばGLIM criteriaによれば、6カ月以内で体重10%減少、BMI70歳以上20 kg/m^{2}未満（70歳以下は18.5未満）を挙げています[2)]。他にはサルコペニア基準の中の握力（男性26kg、女性18kg未満）や、血液検査でのアルブミン値3g/dL未満（腎不全・肝不全・急性炎症なし）などを利用することもあります。施設ごとに介入基準を決めておくとスムーズです。適応があれば、食事と日常生活の活動状況を鑑み、現在の食事に加えて摂取できるような術前栄養療法を検討します。

一方、肥満患者への介入も重要です。肥満には欧米人に多い皮下脂肪型

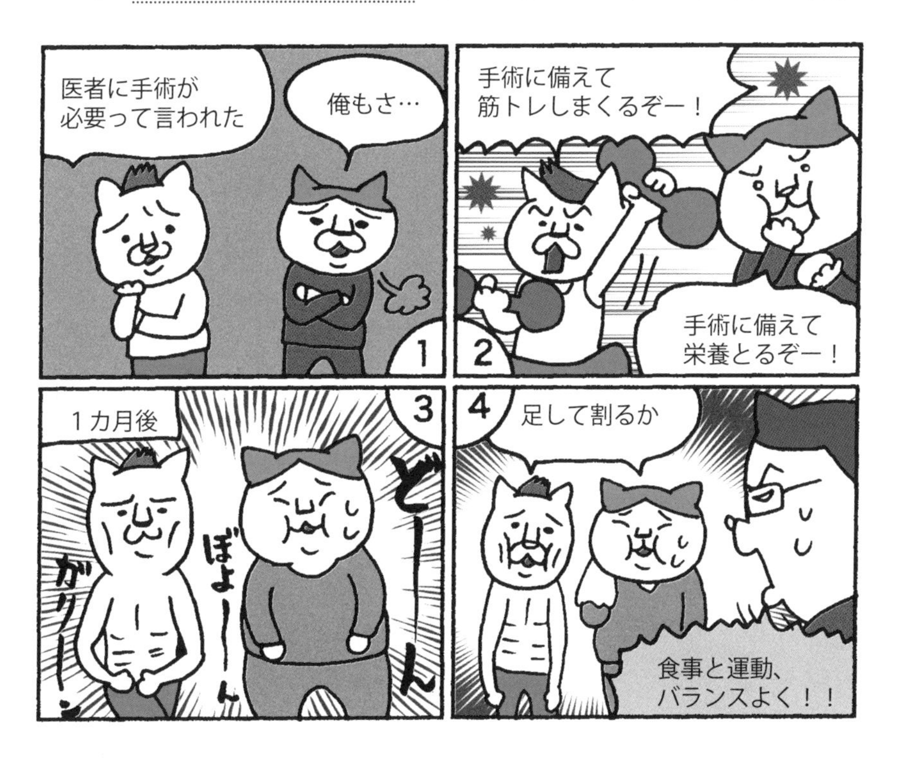

と、アジア人のメタボリックシンドロームでよく見かける内臓脂肪型があり、見た目から洋ナシ型、リンゴ型とよばれます。内臓脂肪が多いと手術が行いにくくなるだけでなく、術後合併症のリスクも増加します。術前の栄養コントロールと運動で体重を5%程度減らすことが推奨されており、内臓脂肪の減少につながります。

●理学療法

理学療法では、すでに**プレハビリテーション**の重要性が多数示されています。特に**呼吸訓練**は、周術期の臥床、疼痛による深呼吸や咳の抑制が肺炎などの原因になることから、以前から重要視されていました。近年は、**サルコペニア、フレイル、ロコモーティブシンドローム**などが離床を妨げる要因として注目されるようになり、プレハビリテーションによって、い

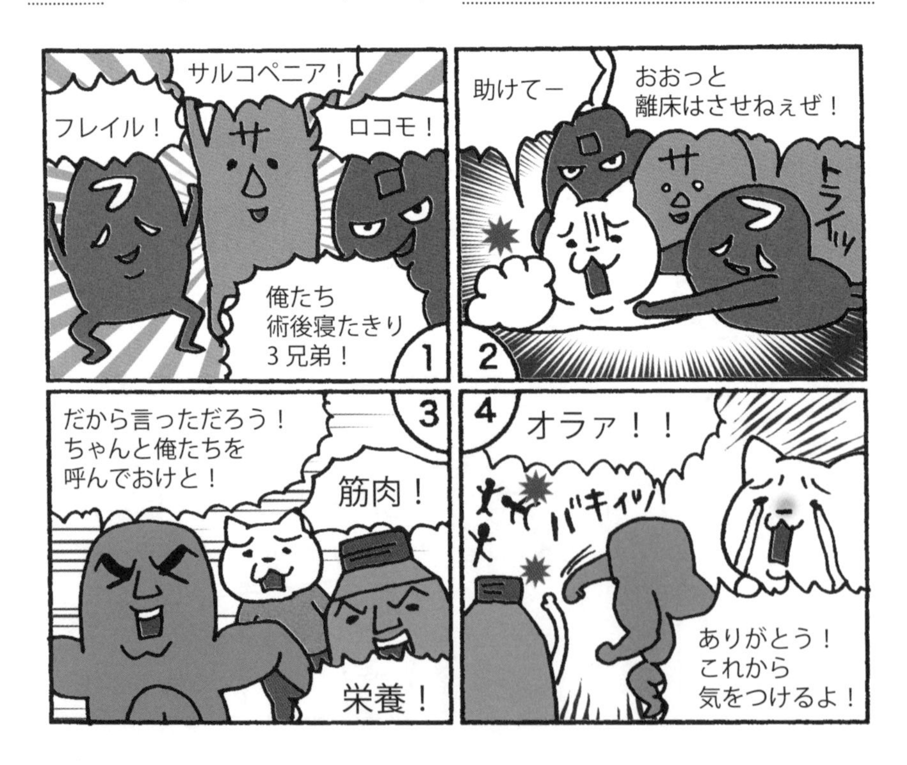

かに術前の筋力や体力を向上させ、術後早期の身体活動性の自立を目指していくのかが重要視されています。

何より、禁酒、禁煙とさまざまなことが制限される中で、体を動かしながら前向きに取り組めるプレハビリテーションは、手術へのモチベーションを上げ、良い効果をもたらすと個人的には考えています。まあ、これはコロナ禍の制約の中でエクササイズ系テレビゲームにはまり、心身ともにリフレッシュを実感できた私だから思うのかもしれませんが。

●禁煙・禁酒外来

喫煙習慣は痰を増やして術後肺炎の原因になるだけでなく、末梢循環不全を生じさせて創傷治癒を阻害し、骨癒合が遅れるなど術後の回復に悪影響を与えます。ひいては脳卒中や心筋梗塞などを誘発して死亡リスクが増加したり、術後痛が強くなるなど、喫煙による弊害は1章で述べたとおりです（P.39 参照）。合併症による入院延長のリスクが高まることから、「禁煙する意思のない患者さんの手術は行わない」という確固たる方針を病院として打ち出すことも必要な時代となりつつあります。

ただし、喫煙習慣は依存症の側面があるため、本人の意志だけで止めることができない場合は、禁煙外来でニコチンパッチやガムなどのニコチン代替療法や、バレニクリンなどの内服薬処方といった治療を受けることが可能です。術前から術後にかけ、5回の診察が保険診療でも認められています。近年は行動変容のためのスマホアプリツールなども利用できます。

また、禁煙しているかどうかは基本的に患者さんの自己申告ですが、客観的な指導のためには、呼気一酸化炭素検出器（スモーカーライザー）などを活用するのも有用です。

一方、禁酒に関しては、依存症レベルでない限りは禁煙ほど積極的な介入策がとれません。それでも、適正量を超えた飲酒習慣がある場合は術中の出血量が増加したり、免疫力が低下して感染リスクが高まったり、せん妄など術後合併症に直結しうるため、患者さんへの教育が必要です。少なくとも**手術の４週間前から取り組むことが理想**です。

●各科専門外来

術前合併症の周術期のコントロールについては、さまざまな科に協力を仰ぐと良いでしょう。血糖コントロール、ステロイド剤の調整とカバープラン、喘息・COPDのコントロールや呼吸リハビリなどを筆頭に、術前の患者さんの状況を評価し、最適化を目指していきます。

特に脳梗塞や心筋梗塞の周術期には、手術に伴う炎症反応と創傷治癒反応によって過凝固状態になりやすいため、抗血栓療法の休薬・再開に関しては原疾患の悪化の可能性についても検討が必要です。判断に迷う場合には、処方した医師や循環器科、脳神経科へのコンサルトを行います。

周術期の死亡の原因としては心筋梗塞がおよそ半数を占めるとされています。術中出血リスクと周術期血栓リスクから休薬したほうがいいかどうかは、「冠動脈疾患患者における非心臓手術施術時の抗血小板薬の休薬」のフローチャート（P.48参照）で判断することができます。循環器科との話し合いを行う上で重要な共有事項として目を通しておくと良いでしょう。

●麻酔科医

手術と麻酔は表裏一体です。どちらかだけを行うことはできません。手術が行えるかどうかと、麻酔・周術期管理を乗り越えられるかは並列して考えるものです。

外科系医師が外来診療を行い、患者さんと相談の上で手術が必要だと判断するまでには、相応の信頼関係の構築があります。麻酔依頼書は外科系医師から受けるとしても、それは患者さんの希望を代弁したものです。麻酔科医はその希望に寄り添いながら、どうしたら手術をサポートできるのか麻酔方法や術前・術後管理の方策を建設的・総合的に判断します。

例えるなら、シェフが素材をみながらお客様が満足してくれる料理を考えるようなものでしょうか。無理なオーダーであっても「作れません！」と突っぱねるのではなく、各部門からの素材＝情報を眺め、今ある素材の種類や質、来店まで残された時間にできること、できないことを判断します。追加で発注すべき食材（検査など）はないのか？ そのまま生で出せる（介入不要）のか？ 煮る・焼く・蒸す・炒める、調味料で味を変えたほうが良い（介入）のか？ コーヒーとデザートはテーブルでそのままか、別室でゆっくり過ごしてもらうのか（ICU）なども検討すべきでしょう。小さな店でお客さんが少なかった頃は自分で素材を探す、採りに行くこともできたかもしれませんが、客も増え、シェフも交代制、となってくれば効率的な運営のためコース構成の考案・構築に集中できる環境が理想的です。ある程度必要な目利きと下ごしらえ（患者さんの選別・介入）は部門ごとに自律的に行ってもらうことになります。

周術期センターでの麻酔科医の役割は、キッチンにすべての食材を並べて眺めるように、部門から出揃った情報を俯瞰し、「こうすれば麻酔・手術に持っていける」という判断を下すことです。最初に手術する患者さんをリストアップした外科系医師は、これまで述べてきたすべてを考慮して最終的な治療方針を患者さんと決めることになります。

引用・参考文献

1) 日本病院薬剤師会 学術委員会．根拠に基づいた周術期患者への薬学的管理ならびに手術室における薬剤師業務のチェックリスト（2022年度版）．https://www.jshp.or.jp/banner/guideline/20230206-1-2.pdf（2023年3月閲覧）．

2) Cederholm, T. et al. GLIM criteria fot the dignosis of malnutrition -- A consensus report from the global clinical nutrition community. Clin Nutr. 38（1），2019, 1-9.

3. 周術期管理センターと術後疼痛管理

術後疼痛管理チームの申請には何が必要？

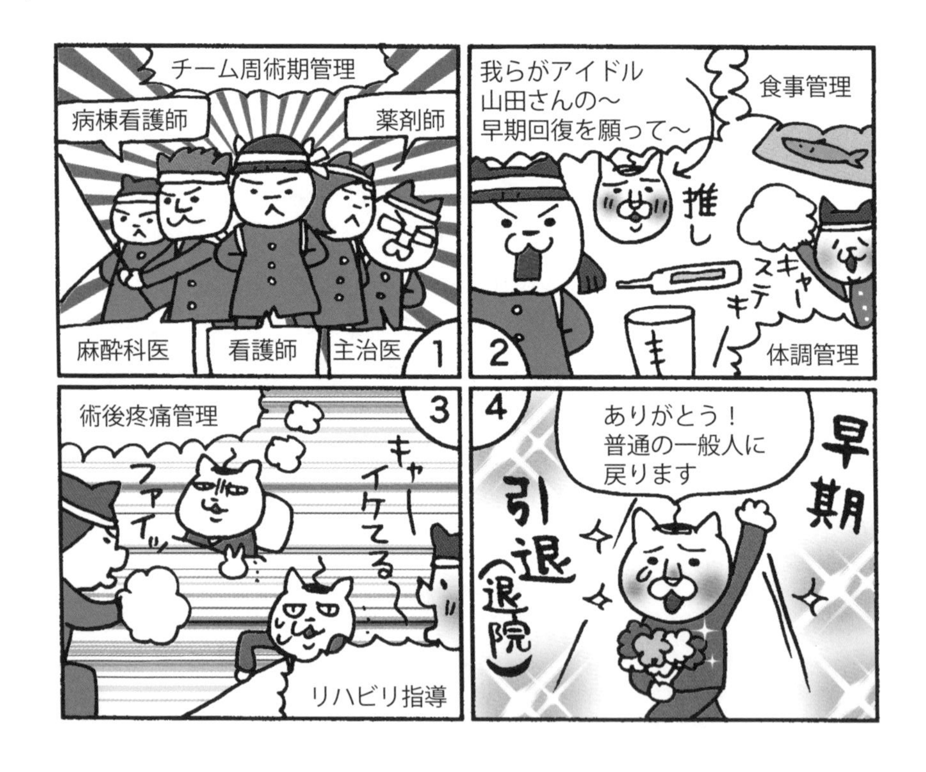

●各部門が患者さんのためにできること

周術期管理センター（以下、センター）は各部門が専門的なサービスを持ち寄ってチームの主役である患者さんをサポートする応援団のようなものです。患者さんが術前から全身状態を最適化し、術後は順調な回復過程を経て退院し、元の生活を取り戻すために、センターは各部門の業務を集約し、より効率化、円滑化し、相互に連携しやすい場を提供します。手術を受ける患者さんにとってはわかりやすく利便性が得られるメリットもあるでしょう。ここでは、センターという名前に捉われず、患者さんのためにできることは何かをみていきましょう。

●術後疼痛管理への関与

術後の“いたい”“さむい”“きもちわるい”の3大合併症は、「飲めない、食えない、動けない」の離床困難に直結します。近年は、術後痛に対しては病院を挙げて専門的なチームで対応しようとする動きが出てきています。それが**術後疼痛管理チーム**です。資格を持った麻酔科医、看護師、薬剤師を中心にチームを構成し、病棟看護師、主治医と連携しながら痛みや副作用を把握し、患者さんがより快適に過ごせるように対応を行うのです。

周術期管理チームの手始めとしては、この術後疼痛管理チーム作りを目指すのが良いでしょう。というのも2022年4月より、術後疼痛管理チームを院内で組織化して活動すると、チーム管理料が算定できるようになっています。

看護師

周術期管理チームでは、患者さんの様子を一番よく知り、その代弁者となる病棟看護師の協力が極めて重要です。しかし、今までのような、看護師は主治医にコンサルトして指示を仰いで対応するという方法のままでは、病棟看護師のコンサルト相手が主治医からチームに代わっただけになってしまいます。痛みや副作用を訴える患者さんの声に迅速に対応するには、術後指示やパスを用いて病棟看護師が自律的に動けることが大切です。

看護師は、術後疼痛の状態・バイタルサインのアセスメント、鎮痛剤の効果・関連副作用の確認に加え、最前線のPCAポンプ管理（アラーム時の初動など）を行います。褥瘡や神経障害の予防・評価を行いつつ、転倒リスクも考慮した上で早期離床を促進します。

薬剤師・臨床工学技士

薬剤師は、薬剤の効果・副作用の評価を含めた対処薬の提案や、薬剤の適正使用に関して患者さんに指導します。術後鎮痛には可能ならPCA装置などを装着しますので、クリーンベンチでの薬剤調整なども担います。

臨床工学技士はPCA装置の保守整備、エラー対応、使用に関する勉強会などの周知指導を行います。PCA装置はシリンジポンプや輸液ポンプの発展形にすぎません。臨床工学技士の参画は現在必須ではありませんが、今後はチームの必須構成員になっていくと考えます。

麻酔科医・管理栄養士

麻酔科医は術後回診に赴きますので、自らが行った麻酔の延長として、術後疼痛管理に関する治療計画を立てて外科系医師と共有し、疼痛コントロールを含めた術後経過の総合評価、合併症対応、関与メンバー全体の監督や教育業務に携わります。さらに、飲水や食事に関して、管理栄養士が術後回診に立ち会う先進的な病院もあるようです。

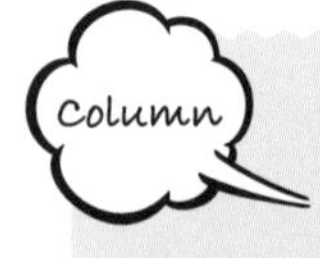

あなたの施設にも、実は「周術期管理センター」があるかも！？

「周術期管理センター」という名前が付いていなくても、業務についてはすでに関連する点数がついているものもあります。各部門では部分的であれ、同じことを行っている病院が多いのではないでしょうか。2022年に周術期の疼痛管理チーム活動に診療報酬がつくことになり、各施設が何をどうすれば算定施設に認定されるのか試行錯誤しました。周術期の患者サポートも、ひょっとすると今後、「周術期管理チーム」などといった算定につながるかもしれませんよ！？

●術後疼痛管理チームの申請には何が必要？

施設要件としては、下記が挙げられます。

- ☑ ①常勤麻酔科医：施設の常勤基準（一般に 4 日 32 時間勤務）を満たす麻酔科医
- ☑ ②看護師（専任）：200 件 / 年以上の麻酔管理症例がある手術室や周術期管理センターで 2 年以上の勤務歴があり、以下のいずれかの術後疼痛管理に関わる所定の研修修了者
  - ・手術看護認定看護師
  - ・特定行為研修修了（術中麻酔管理や外科術後病棟管理パッケージなど）
  - ・日本麻酔科学会の実施する「術後疼痛管理研修」など
- ☑ ③薬剤師（専任）：勤務経験を 5 年以上、かつ、うち 2 年以上が周術期関連の勤務経験を持ち、術後疼痛に関わる所定の研修修了者
  - ・日本麻酔科学会の実施する「術後疼痛管理研修」など
- □ ④臨床工学技士（現段階で専任不要）：手術室、周術期管理センター又は集中治療部門の勤務経験を 3 年以上で、術後疼痛に関わる所定の研修修了者
  - ・日本麻酔科学会の実施する「術後疼痛管理研修」など
- □ 院内組織図への術後疼痛管理チームの組み込み
- □ 鎮痛プロトコール：NRS などを用いた疼痛時対応フローやプロトコール
- □ 術後疼痛管理実施計画書：文書交付と説明が必要。現段階で署名捺印不要。
- □ チーム診療実施に関する掲示（ポスターなど）

これらの必要資料を厚労局に提出して認定されれば算定が可能になります。なお、「専任」とは当該の勤務に5割以上従事していることとされます。

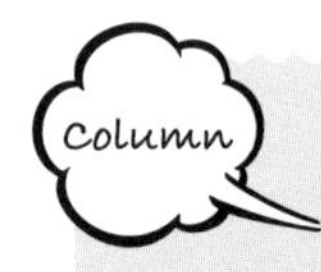

術後疼痛管理チーム申請の一番コスパがいい方法は？

術後疼痛に関わる所定の研修は、現時点では日本麻酔科学会の実施する「術後疼痛管理研修」で、26時間のe-learningや自施設内の実習が含まれます。e-learningは1コマ5,000円で、研修修了までに130,000円＋研修修了証発行20,000円を合わせて150,000円かかります。

一方、周術期管理チーム認定を持っていると、同じプログラムが1コマ1,000円、計26,000円で研修を修了できます。だったらそのほうが得ではと考えてしまいますが、周術期管理チーム認定を取得するためにはセミナーと日本手術看護学会のどちらも2回出席といった必須事項を満たさねばなりません。もし、術後疼痛管理チーム加算だけが目的であれば、金銭と時間の両面でメリットが少ないでしょう。

だから、正直な話、早く安く施設認定を取得するには、該当する職種の候補者に150,000円で術後疼痛管理研修を受けてもらうことが得策です。

逆に、これまで自分で努力して自費で周術期認定チームを取得したメンバーを専任にするなら、管理者は「周術期管理チーム認定者がいるからすぐ申請できてラッキー！」と思うではなく、そのメンバーの先見の明に敬意を表し、e-learning代や更新費用など相応の負担をしてねぎらうべきでしょう。

●患者さんへの術前説明とさまざまな指導

事務スタッフ・看護師

事務スタッフは手術日と手術内容、喫煙・飲酒状況、お薬手帳などの内服薬リストの把握、メディカルクラークなら症例要約の作成なども行います。

看護師は患者さんの身体状況やアレルギーの確認、関節可動域や皮膚状況の評価、入院・麻酔に関するオリエンテーション、禁煙・禁酒指導とフォロー、メンタルサポート、PONVリスク判定、感染ハイリスク抽出、症例要約と周術期問題点の抽出、痛みの緩和手段やPCA装置の使用方法の説明、センター内コーディネータや患者さんの家族への対応を担当します。

薬剤師・管理栄養士

薬剤師は周術期の休薬・継続薬の判定と休薬指導、合剤などの処方変更・プロトコールに基づく周術期使用薬剤の処方代行入力（PBPM）、周術期せん妄ハイリスク薬剤の抽出、適切な周術期抗菌薬、ガム、パッチ、内服薬など禁煙補助薬の服用指導（嘔気など副作用が出るものもあるため）を行います。入院後に病棟薬剤師によって行われる持参薬確認は、入院時支援加算や、病棟薬剤業務実施加算などが適応されます。これに対して周術期外来での持参薬チェックや服薬・休薬指導は保険診療加算の項目がありません。これが入院前の内服薬確認に対して薬剤部門が協力しにくい理由の一つとして挙げられ、手術を行う術者にとっては専門外の新しい薬を調べ上げる手間がかかり、チェック漏れなどにつながる悩みの種なのです。

しかし、手術が決定した予定入院患者を周術期関連の外来レベルで前もって調べておくことで、入院後のチェックは簡略化できるはずで、それは病棟薬剤師の負担軽減につながりますので薬剤部全体で見れば仕事量が2

倍になるわけではありません。

薬剤部門が外来・病棟間で上手に連携することで、同じチェックを二度別の人が行わないで済むだけではなく、主治医の負担も減らし、かつ術前ドーピングによる手術キャンセルという病院の損失を回避する重要なゲームチェンジャーとなれるのです。

管理栄養士は栄養評価、カウンセリング、栄養サポートなど食事指導（食事量変更は理学療法との連携必要）、栄養サポートチーム（NST）と連携して術前栄養指法指導（免疫栄養素；Immunonutrition）を行います。また、飲酒習慣者には栄養面の問題を抱える人もおり、禁酒と合わせて栄養指導を行います。

理学療法士・歯科メディカルスタッフ

理学療法士はプレハビリテーション、フレイル・サルコペニア・ロコモ評価、運動療法指導、術前呼吸訓練、腹式呼吸指導を行います。喫煙者の中には肺気腫など呼吸器系に問題を抱える人も多く、その場合は呼吸リハなどを提案します

歯科メディカルスタッフは、患者さんの口腔内の状況評価をし、歯石、歯垢、舌苔除去などの専門的ケアや、歯磨きなどのセルフケア指導を行いながらプラークフリーを目指します。歯周病は隠れた感染であり、適切な口腔ケアを行うことで術後肺炎を防止するなどの効果が得られます。

また、気管挿管に関する困難気道予測として開口度やマランパチ分類などを確認したり、齲歯や動揺歯の抜歯や歯科治療、あるいはプロテクタ作成による気管挿管時の歯牙損傷リスクの回避なども行います。さらには、術後の良好な食事摂取を目指して義歯の調整、口腔機能管理（摂食咀嚼嚥下訓練、唾液腺マッサージ、口まわりの運動）なども行います。

例えば、周術期等口腔機能管理料などは、保険診療の算定対象は指定されたがん、脳・心臓血管外科、人工関節手術の場合や、口腔内に感染源となる病巣がある、術後肺炎のリスクが高い場合などです。これまでも外科

系主治医から直接歯科診療部門にコンサルト、口腔外科がない病院なら病診連携で外部委託されるなどの対応をしているはずです。

従来、こういった他部門への対象患者さんの選別やコンサルトは主治医が行っていました。これからは主治医が手術実施を決めたら、各関連部門がこれまで述べてきたようなサポートの必要性を自主的に判断して介入することが理想的です。円滑な相互連携のためにも、院内に活動マニュアルなどを策定しておくとよいでしょう。

●各職種の仕事範囲を拡げる！

「患者さんの満足度」を判断基準に

医療は究極のサービス業です。判断に迷ったら、どうすれば患者さんの満足度が上がるかを基準に考えましょう。デパートの中で商品を探し回っているお客様がいた場合、声をかけるのは私の仕事ではない、と考える従業員はいないでしょう。求めるものが自分の売り場になくても、「1F の総合案内で聞いてください」なんていうお役所仕事にならないように、商品のある場所に案内したり、せめて行き方を教えたりすることはできます。

周術期のサービスに関しては、患者さんは何も知らない赤ちゃんと同じ状態と考え、我々は領域のプロとして、少しでもできることがあれば得意分野の知識・技術を生かして手を差し伸べるような心構えでいたいものです。そうすれば、患者さんを前に、「それは私の仕事ではありません」とか、「私にはできません」ということはないはずです。「自分は患者さんにこういうサポートならできます」というスタッフの前向きな姿勢を患者さんも望んでいます。

利益増加とサービス向上を両立する方法を考える

とはいえ、病院運営サイドは労働の結果を診療報酬の増加に求めがちなのも事実です。まずは診療報酬加算が取れる項目を中心に、少しずつ付随するサービスを増やしていくのも一つのやり方といえます。

例えば、悪性疾患患者への入院支援加算（看護師）、周術期等口腔機能管理料（口腔外科）、**周術期栄養管理実実施加算（栄養科）などの適応患者と同様のサービスを広げてみる。**入院中の加算要項であるがん患者リハビリテーション料、周術期薬剤管理加算などはそもそも入院が前提なので、外来で現状評価を先にしてしまえば、その分入院時の仕事が楽になり、業務の大幅な増加にはなりませんよね？ 結果的に患者さんへのサービス向上につながり、病院経営サイドに対して数字化された情報を報告しやすくなることで、理解も得られやすいのではないでしょうか。

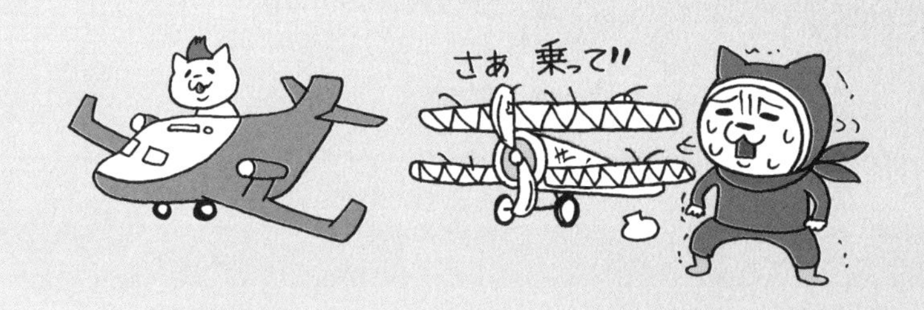

第4章

職業別！周術期の仕事図鑑

外来における看護師の術前・術中・術後の仕事

	術前
外来	**情報収集** 手術室Ns. 外来Ns. **基本情報の収集** ☑電子カルテおよび問診用紙からの情報収集（氏名、生年月日、年齢、性別、現病歴、既往歴、薬歴、家族構成、血液型、感染症の有無、ADL） ☑手術予定日、病名、術式、手術体位、手術時間、外科でのインフォームドコンセント（IC）内容 ☑血液検査、心電図、胸部X線、呼吸機能検査など、術前検査の内容と結果 ☑喫煙歴、飲酒歴、輸血歴、手術歴、最近の予防接種（ワクチン接種） **問診（不足した情報を、本人や家族から聴取）** **評価（身体診察）** 手術室Ns. 外来Ns. ☑身体の状態確認 ☑関節可動域 / 皮膚症状の確認 ☑神経障害や血行障害の把握 ☑皮膚障害のリスクの把握 ☑せん妄リスクの把握 ☑血栓塞栓症のリスク判定 ☑術後せん妄のリスク判定 **説明、指導、案内** **麻酔と手術のオリエンテーション** 手術室Ns. ☑入院日までの注意事項説明 ☑術前経口補水の説明 ☑術後経過や生活についての説明 ☑手術当日の流れの説明 ☑疼痛管理の方法の説明 **生活指導・術後指導** 外来Ns. ☑禁煙・禁酒指導 ☑栄養指導（管理栄養士が関与しない場合） ☑呼吸訓練指導（必要な場合） **不安の相談（意思決定支援）** ☑病気や手術に対する受け入れ状況の確認 ☑術前術後の支援者、キーパーソンの確認 ☑入院、手術、術後生活などの不安の解消のための介入

	術中	術後
身体の状態確認 日常生活レベル（運動耐容能）の確認、歩けるか、座れるか、どのような形で横になれるかなどを確認する。 関節可動域 肩関節、肘関節、股関節、膝関節を確認する。頚部後屈の可動域について確認する。挿管時に開口させるため開口程度（〇〇横指と表現）、顎関節の異常の有無も確認。 神経障害や血行障害の把握 動かない部位、血行障害のある部位を確認する。 皮膚症状の確認 乾燥、褥瘡・スキンテアの有無を確認する。皮膚障害がある場合、皮膚・排泄ケア認定看護師や皮膚科医が介入する。 禁煙・禁酒指導 全身麻酔を受けるにあたり、喫煙および飲酒が周術期の全身管理に影響を与え、予後に影響することが知られている。術後回復促進のためにも、喫煙者および多量飲酒者には、できるだけ長い禁煙・禁酒の期間を設けることが推奨されている。 栄養指導 現在の食生活の確認、食生活の是正指導（術前に栄養摂取を改善する必要がある場合には経口栄養補給食品の処方を依頼）、嚥下能力の評価（誤嚥を防ぐため患者さんに応じた栄養補給調整）を行う。 呼吸訓練指導 呼吸訓練や喀痰排泄の練習（呼吸訓練器具の練習説明、腹式呼吸やハフィングによる喀痰練習）を行う。		

手術室・病棟における看護師の術前・術中・術後の仕事

	術前	術中→
手術室 （器械出し・手術室Ns.）	**器械準備** ☑器械のセッティング	**器械出し** ・手術の進行状況を把握しながら、医師の動きを見て器械を準備し、手術をしやすい環境をつくる。 ・医師のペースを落とさず、手術をスムーズに進めるため、流れを読み、的確に状況を判断することが求められる。
手術室 （外回り・手術室Ns.）	**手術室環境整備** ☑医療機器の準備 ☑温度調整	**外回り** ☑患者さんの体位変換 ☑患者さんの全身状態の確認 ☑手術看護の記録 ☑出血量のチェック ☑物品の補充 ☑ガーゼ・針類のカウント ・「外回り看護」とは、器械出し以外の手術に関する看護業務全般のこと。 ・手術中には、出血量などをこまめにチェックし、刻一刻と変化する手術の状況に合わせて、物品の補充やカウントなどを行う。
病棟 （病棟Ns）	**術前準備** ☑絶飲食管理/経口補水療法 ☑術前内服	

→術中	術後
手術安全のチェック 器械出し（手術室Ns.） 外回り（外来Ns.） ☑体内遺残防止（針、ガーゼ、手術器具など） ☑病理検体 ☑熱傷防止、消毒薬の引火防止 ・器械出し看護師と外回り看護師で共通の「手術安全チェックリスト」を使用し、安全確認を行う。	**術後の申し送り** 外回り（手術室Ns.） 病棟Ns ・手術室退室時には、患者さんが帰室する病棟・ICUの看護師に申し送りを行う。 ・また、術前オリエンテーションや術後のケアを通して患者さんの不安を取り除く仕事もある。
	術後疼痛管理および回診 **術後ケア** 手術室Ns. 病棟Ns **患者状態の観察** ☑意識・呼吸・循環の観察 ☑麻酔からの回復 ・麻酔覚醒レベル ・神経機能の回復：起立、歩行、ふらつきの確認 ・しびれ感の確認 ☑嗄声・咽頭痛と嚥下機能 ☑悪心・嘔吐 ☑食事の開始と摂取状況 ☑皮膚障害（褥瘡）、神経障害 ☑せん妄（疑う行動の確認）

薬剤師の
術前・術中・術後の仕事

術前

病棟薬剤師との連携も考慮

情報収集

薬剤師

持参薬・服薬状況チェック

- ☑ 持参薬のリストアップと内容確認
- ☑ アレルギー・副作用歴確認
- ☑ サプリ摂取有無の把握

評　価

薬剤師

- ☑ 周術期休止薬のリストアップ
- ☑ 抗血栓薬についての医師方針の確認
- ☑ 周術期継続薬のリストアップ
- ☑ せん妄誘発剤の確認

説明、指導、案内

薬剤師

- ☑ 患者さんへの服薬指導（休止薬・サプリの休薬指導・徹底）
- ☑ 周術期継続薬の提案（主治医、麻酔科医向け）
- ☑ PBPM に基づく処方変更
- ☑ 合剤などの処方変更提案、代行処方

術場薬剤師との連携も考慮 術中	病棟薬剤師との連携も考慮 術後
主治医・麻酔科医へのサポート業務  ☑PCA 薬剤の充填 ☑PBPM に基づく麻酔関連薬剤の代行入力・調製 ☑医師処方後の払い出し ☑麻薬・毒薬・麻酔薬の管理 ☑薬剤投与量ダブルチェック ☑周術期抗菌薬の管理 ☑抗菌薬アレルギー時の代替薬提案	**患者さんの回復サポート業務** 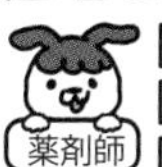 ☑周術期休止薬剤の再開確認 ☑術後疼痛管理チーム業務 ☑PCA 薬剤の補充・交換支援 ☑鎮痛薬・合併症対応薬の提案
＊PCA（Patient Controlled Analgesia）：患者管理型鎮痛 ＊PBPM（Protocol Based Pharmacotherapy Management）：現行の医療法、医師法、薬剤師法、保険医療機関や保険医療担当規則などの範囲内で実施可能な薬剤師業務の実施にあたり、日本病院薬剤師会が 2016（平成 28）年より推進している「プロトコールに基づく薬物治療管理」のこと。	・術後疼痛管理活動に参加する。 ・PONV 対応薬の提案 ・鎮痛薬の提案 ・病棟では、退院までに術前に中止した薬の再開忘れがないかを確認する。

歯科部門（歯科医・口腔外科医・歯科衛生士・歯科工学技士）の術前・術中・術後の仕事

術前

かかりつけ歯科との連携も考慮

情報収集

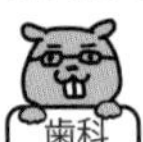

- ☑ 治療歴などの聴取
- ☑ 歯科治療中の異常反応歴の有無

歯科 / 口腔外科医、歯科衛生士、歯科工学技士

評　価

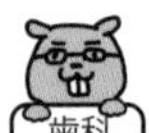

- ☑ う歯・歯周病などのチェック ←手術後の合併症予防のために口腔内検査
- ☑ 動揺歯の有無の確認
- ☑ 困難気道関連因子評価

説明、指導、案内

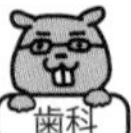

- ☑ 専門的口腔ケア（セルフケアでは除去困難な歯垢・歯石除去）
- ☑ 生活・口腔衛生セルフケア指導
- ☑ 必要な術前歯科治療
  - ・感染源となる歯の抜歯
  - ・プロテクター/ マウスピース作製
  - ・義歯調整
- ☑ 開口訓練
- ☑ 摂食嚥下・咀嚼・発声などの口腔機能管理指導
- ☑ かかりつけ歯科医への依頼

術中	術後
歯牙トラブルへの対応 歯科 ☑歯牙脱臼・破折時の対応	**ケアの継続とフォローアップ** 歯科 ☑歯牙脱臼・破折のフォローアップ ☑口腔内損傷などのチェック ☑口腔衛生セルフケア指導 ☑摂食嚥下リハビリテーション ☑（必要なら） 術後の歯科口腔衛生管理継続

理学療法士の
術前・術中・術後の仕事

術前

情報収集

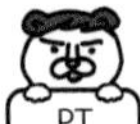

- ☑術前化学療法の有無
- ☑ADL、QOL、認知機能
- ☑呼吸機能

評　価

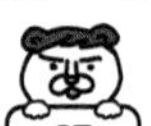

- ☑フレイル評価
- ☑サルコペニア評価
- ☑ロコモーティブシンドローム評価
- ☑筋力・筋量・運動耐容能、運動機能などの評価

説明、指導、案内

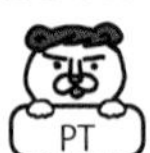

- ☑運動療法指導
  - ・呼吸筋トレーニング
  - ・筋力トレーニング
  - ・有酸素運動
  - ・身体能力向上への動機づけ
  - ・腹式呼吸、ハッフィング訓練
  - ・咳払い・咳嗽の方法
  - ・疼痛回避動作の方法　など
- ☑手術ごとの筋力増強訓練指導
  - ・骨盤底筋トレーニング指導　など

術前４週前からのプレハビリテーションが推奨されている（2018,Tew）。

地域医療や民間ジム施設などとの連携も考慮

術中	術後
	早期離床サポート PT ☑ベッドサイドでのリハビリテーション ☑早期離床・歩行訓練 ☑呼吸リハ 手術翌日からベッドサイドでリハビリテーション（肺理学療法、運動療法、基本動作介助）を開始する。 **筋力維持・向上サポート** PT ☑退院後の運動療法の継続 地域医療や民間ジム施設などとの連携も考慮

管理栄養士の術前・術中・術後の仕事

術前

NST、理学療法士との連携も考慮

情報収集

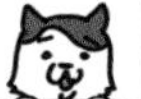

- ☑身長体重計測、体重推移・BMI の把握
- ☑手術術式
- ☑血清アルブミン値など
- ☑術前化学療法・放射線治療の有無

評　価

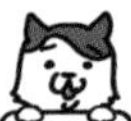

- ☑低栄養の評価（各種スクリーニングツール利用）
- ☑栄養カウンセリング
- ☑サルコペニア評価
- ☑肥満に対する評価

説明、指導、案内

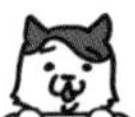

- ☑術前栄養指導
- ☑経口補水療法
- ☑NST、理学療法士との連携

・体重の推移・自宅での食事内容を確認し（栄養評価）、手術までの目標体重に合わせた食事指導を行う。
・食事指導・栄養療法を実施する期間として、重度の栄養障害の患者さんには 10～14 日、高侵襲手術では 5～7 日、肥満に対する内臓脂肪減少には 4 週間程度は見込まれる。

事務・クラークの術前・術中・術後の仕事

術前

情報収集

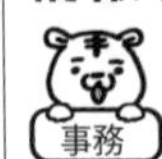

- ☑本人確認・手術日・内容確認
- ☑センター受診適応選別
- ☑喫煙状況確認
- ☑飲酒状況確認
- ☑服薬・サプリ有無確認
- ☑お薬手帳などの内容複写
- ☑各種冊子パンフ配布
- ☑患者誘導
- ☑カルテサマリー作成（メディカルクラーク）
- ☑必要書類・同意書チェック

各部門が円滑な介入開始ができるよう、スクリーニングの役割を担うことが望まれる

NSTとの連携も考慮

術中	術後
	摂食と栄養状態の維持 RD ☑ PONV時の食事対応 ☑ 術後食事計画 ☑ 退院後栄養管理の継続 ・嚥下機能や術式に合わせて食事内容を指導する。 PONV（postoperative nausea and vomiting；術後悪心・嘔吐）

術中	術後

臨床工学技士の
術前・術中・術後の仕事

術前

医療機器管理と付随業務

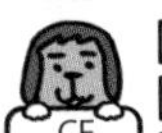

- ☑術中使用する機器の管理※1
- ☑全身麻酔装置の使用前点検を含む準備※1
- ☑気管挿管の準備※1
- ☑術中麻酔に使用する薬剤の準備※1
- ☑PCA 装置のメンテナンス※1
- ☑PCA 装置の説明・指導※1
  （医師だけでなく医療従事者への勉強会なども含む）

医療従事者向け含む

術中	術後
術中に使用する機器の管理 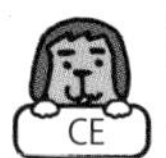 ☑人工呼吸中患者からの動脈カテーテル採血、喀痰吸引※1 ☑全身麻酔装置の操作※1 ☑麻酔中モニターに表示されるバイタルサインの確認や麻酔記録記入※1 全て医療従事者向け含む **臨床工学技士法改正対応の手技** 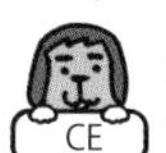 ☑静脈路確保※2 ☑静脈路への輸液ポンプ / シリンジポンプの接続、薬剤投与のための同ポンプ操作ならびに薬剤投与後の抜針・止血※2 ※1 医政発0930第16号　現行制度の下で実施可能な範囲におけるタスク・シフト / シェアの推進について実施できるとされた事項 ※2 臨床工学技士法改正2021年により、業務が拡大し、実施可能となっているもの	**術後疼痛管理としてのPCA管理** 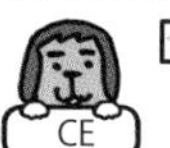 ☑PCA装置※3などを含めた医療機器の保守点検、トラブル対応、管理※1 医療従事者向け含む ※3 PCA（Patient Controlled Analgesia）：患者管理型鎮痛

〔各職種の仕事一覧〕術前編

	情報収集
外科Dr. 麻酔科Dr. Ns.	**基本情報の収集** ☑ 電子カルテおよび問診用紙からの情報収集 （氏名、生年月日、年齢、性別、現病歴、既往歴、薬歴、家族構成、血液型、感染症の有無、ADL） ☑ 手術予定日、病名、術式、手術体位、手術時間、外科でのインフォームドコンセント（IC）内容 ☑ 血液検査、心電図、胸部X線、呼吸機能検査など、術前検査の内容と結果 ☑ 喫煙歴、飲酒歴、輸血歴、手術歴、最近の予防接種（ワクチン接種） **問診**（不足した情報を、本人や家族から聴取）
薬剤師	**持参薬・服薬状況チェック** ☑ アレルギー・副作用歴確認 ☑ サプリ摂取有無の把握
歯科	☑ 治療歴などの聴取 ☑ 歯科治療中の異常反応
PT	☑ 術前化学療法の有無 ☑ ADL、QOL、認知機能 ☑ 呼吸機能
RD	☑ 身長体重計測、体重推移・BMIの把握 ☑ 手術術式 ☑ 血清アルブミン値など ☑ 術前化学療法・放射線治療の有無
RD	☑ 本人確認・手術日・内容確認 ☑ センター受診適応選別 ☑ 喫煙状況確認 ☑ 飲酒状況確認 ☑ 服薬・サプリ有無確認 ☑ お薬手帳などの内容複写 ☑ 各種冊子パンフ配布 ☑ 患者誘導 ☑ カルテサマリー作成 ☑ 書類チェック
CE	

患者評価	指導（治療）・説明・案内
☑ 診察 ☑ 身体の状態確認 ☑ 関節可動域 / 皮膚症状の確認 ☑ 神経障害や血行障害の把握 ☑ 皮膚障害のリスクの把握 ☑ せん妄リスクの把握 ☑ 血栓塞栓症のリスク判定 ☑ 術後せん妄のリスク判定	**麻酔と手術のオリエンテーション** ☑ 入院日までの注意事項説明 ☑ 術前経口補水の説明 ☑ 手術当日の流れの説明 ☑ 疼痛管理の方法の説明 ☑ 術後経過や生活についての説明 **生活指導・術後指導** ☑ 禁煙・禁酒指導 ☑ 栄養指導（管理栄養士が関与しない場合） ☑ 呼吸訓練指導（必要な場合） **不安の相談（意思決定支援）**
☑ 抗血栓薬は医師の方針を確認 ☑ 周術期休止薬のリストアップ ☑ 周術期継続薬のリストアップ ☑ せん妄誘発剤の確認	☑ 服薬指導（休止薬・サプリの休薬指導・徹底） ☑ 周術期継続薬の代用薬提案 ☑ PBPM に基づく処方変更 ☑ 合剤などの処方変更提案、代行処方
☑ う歯、歯周病などのチェック ☑ 動揺歯の有無の確認 ☑ 困難気道関連因子評価	☑ 専門的口腔ケア（セルフケアでは除去困難な歯垢・歯石除去） ☑ 生活・口腔衛生セルフケア指導 ☑ 必要な術前歯科治療（抜歯含む） ・プロテクター/ マウスピース作製　・義歯調整 ☑ 開口訓練 ☑ 摂食嚥下・咀嚼・発声など口腔機能管理指導 ☑ かかりつけ歯科医への依頼
☑ フレイル評価 ☑ サルコペニア評価 ☑ ロコモーティブシンドローム評価 ☑ 筋力・筋量・運動耐用能、運動機能などの評価	☑ 運動療法指導 ・呼吸筋トレーニング　・筋力トレーニング ・有酸素運動　・身体能力向上への動機づけ ・腹式呼吸、ハッフィング訓練　・咳払い・咳嗽の方法 ・疼痛回避動作の方法　など ☑ 手術ごとの筋力増強訓練指導 ・骨盤底筋トレーニング指導　など
☑ 低栄養の評価（各種スクリーニングツール利用） ☑ 栄養カウンセリング ☑ サルコペニア評価 ☑ 肥満に対する評価	☑ 術前栄養指導 ☑ 経口補水療法 ☑ NST、理学療法士との連携
	☑ 術中使用する機器の管理 ☑ 全身麻酔装置の使用前点検を含む準備 ☑ 気管挿管の準備 ☑ 術中麻酔に使用する薬剤の準備 ☑ PCA 装置のメンテナンス ☑ PCA 装置の説明・指導

〔各職種の仕事一覧〕術中編

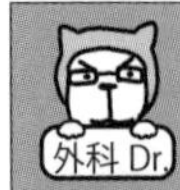

手術

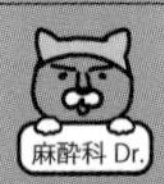

麻酔管理

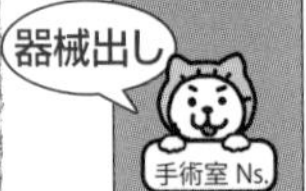

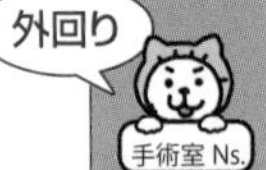

器械出し / 外回り

手術安全のチェック

- ☑ 体内遺残防止
  （針、ガーゼ、手術器具など）
- ☑ 病理検体
- ☑ 熱傷防止、消毒薬の引火防止

・器械出し看護師と外回り看護師で共通の「手術安全チェックリスト」を使用し、安全確認を行う。

薬剤師

主治医・麻酔科医支援

- ☑ PCA 薬剤の充填
- ☑ PBPM に基づく麻酔関連薬剤の代行入力・調製

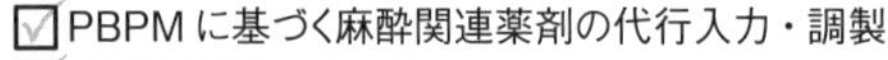

- ☑ 医師処方後の払い出し
- ☑ 麻薬・毒薬・麻酔薬の管理
- ☑ 薬剤投与量ダブルチェック
- ☑ 周術期抗菌薬の管理・アレルギー時の代替薬提案

CE

術中に使用する機器の管理

- ☑ 人工呼吸中患者からの動脈カテーテル採血、喀痰吸引※1
- ☑ 全身麻酔装置の操作※1
- ☑ 麻酔中モニターに表示されるバイタルサインの確認や麻酔記録記入※1

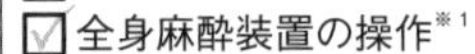

臨床工学技士法改正対応の手技

- ☑ 静脈路確保※2
- ☑ 静脈路への輸液ポンプ / シリンジポンプの接続、薬剤投与のための同ポンプ操作ならびに薬剤投与後の抜針・止血※2

※ 1 医政発 0930 第 16 号　現行制度の下で実施可能な範囲におけるタスク・シフト / シェアの推進について実施できるとされた事項

※ 2 臨床工学技士法改正 2021 年により、業務が拡大し、実施可能となっているもの

〔各職種の仕事一覧〕術後編

外科 Dr. / 麻酔科 Dr. / Ns.

術後疼痛管理および回診

術後ケア

患者状態の観察

- ☑意識・呼吸・循環の観察
- ☑麻酔からの回復
  - ・麻酔覚醒レベル
  - ・神経機能の回復：起立、歩行、ふらつきの確認、しびれ感の確認
- ☑嗄声・咽頭痛と嚥下機能
- ☑悪心・嘔吐
- ☑食事の開始と摂取状況
- ☑皮膚障害（褥瘡）、神経障害
- ☑せん妄（疑う行動の確認）

薬剤師

患者さんの回復支援

- ☑周術期休止薬剤の再開確認
- ☑術後疼痛管理チーム業務
- ☑PCA 薬剤の補充・交換支援
- ☑鎮痛薬・合併症対応薬の提案

歯科

ケアの継続とフォローアップ

- ☑歯牙脱臼・破折のフォローアップ
- ☑口腔衛生セルフケア指導
- ☑口腔内損傷などのチェック
- ☑摂食嚥下リハビリテーション
- ☑（必要なら）術後の歯科口腔衛生管理継続

PT

早期離床支援

- ☑ベッドサイドでのリハビリテーション
- ☑呼吸リハビリテーション
- ☑早期離床・歩行訓練

筋力維持・向上支援

- ☑退院後の運動療法の継続

RD

摂食支援と栄養維持

- ☑PONV 時の食事対応
- ☑術後食事計画
- ☑退院後栄養管理の継続

・嚥下機能や術式に合わせて食事内容を指導する

CE

術後疼痛管理としての PCA 管理

- ☑PCA 装置などを含めた医療機器の保守点検、トラブル対応、管理

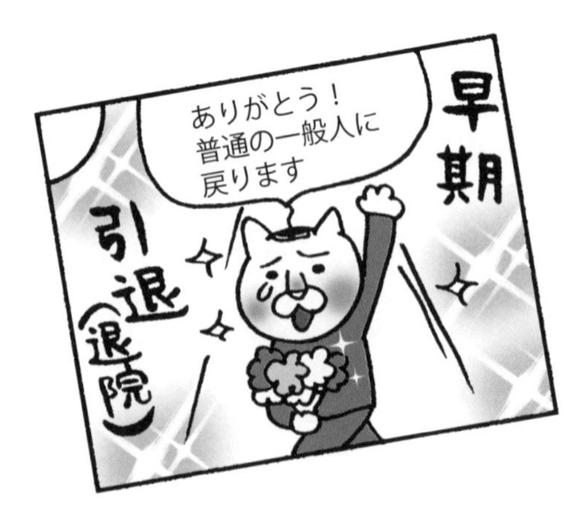
ありがとう！
普通の一般人に
戻ります
早期
引退
（退院）

エピローグ

周術期管理はチーム医療

一人ひとりの自覚とチーム意識が大事

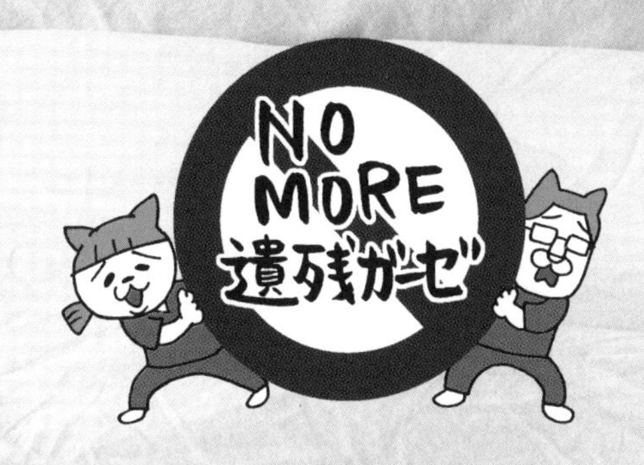

エピローグ：周術期管理はチーム医療

一人ひとりの自覚とチーム意識が大事

反則スレスレのボールカット！
10-0
痛み
周
1
立て続けのダンクシュート！
吐
14-0
16-0
2
も…もうダメだ…
ス…
3
4
あきらめたらそこで試合終了ですよ
安ニャイ先生!!
チーム周術期管理は絶対負けない！

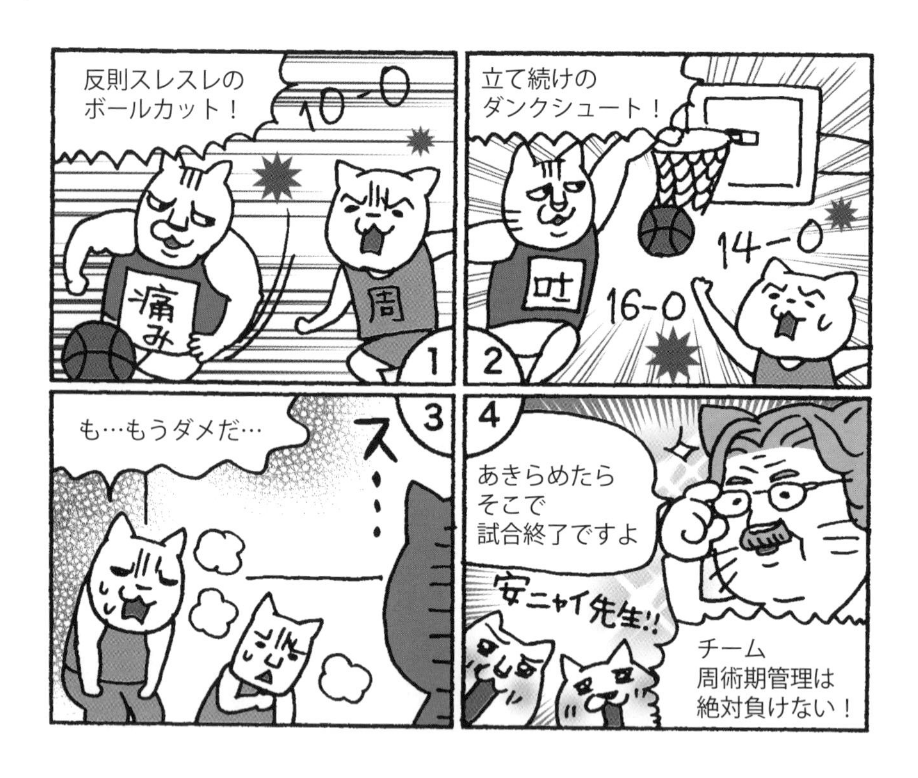

●常に勝ちを要求されるゲーム

周術期という単位で患者さんの回復を目指すためには、チーム医療を有効に機能させなければうまくいきません。患者さんを回復させるということを、バスケットボールや野球などのスポーツになぞらえれば、常に勝ちを要求されたゲームと考えればわかりやすいかもしれません。

チーム全員が、周術期管理というゲームに参加しているのです。**手術を受ける患者さんの術前・術中・術後の管理に対して、「常に勝つ」ことを要求されている**のです。ゲームの結果は、患者さんの回復過程で明らかになります。もちろん手術の巧拙によっても患者さんの回復は異なりますが、手術以外の要因として、**術後の患者さんの生体環境（体内環境）をうまくコントロールできるかどうかがゲームの鍵**を握っています。

勝ちを導くためには、術前（手術が決まった瞬間）から準備を行うことが求められます。術前からの患者状態や手術内容を把握し、準備を整えて術中、術後の管理に臨み、回復過程というゲームのすべてを計画された状態の範囲内に落とし込むことができる周術期管理のスペシャリスト集団が周術期管理チームなのです。

一人ひとりがチームを意識する

ERAS（enhanced recovery after surgery）という早期回復プログラムや、術後疼痛管理や、術後３大苦痛を起こさないために、術前からの綿密な作戦と実行が大切です。

医師、看護師、薬剤師、臨床工学技士、歯科部門、管理栄養士、理学療法士などの多職種がチームをつくり、手術を受ける患者さんに対応する周術期管理チームに属しているという意識だけではなく、一人ひとりがチーム意識を自覚して術前・術中・術後のすべてのフェーズに対応してゲームに勝ちにいく姿勢が必要なのです。

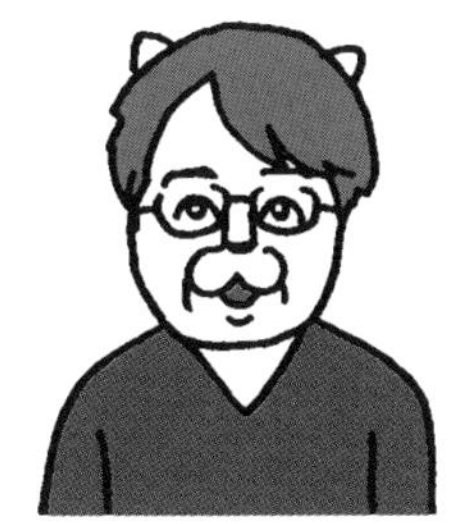

おわりに

さて、いかがだったでしょうか？ さぬちゃん&すーさんの周術期に関するコラボ書籍、ねころんで、笑い転げてお楽しみいただけたでしょうか？ 最近急速な盛り上がりを見せる周術期の多職種連携によるケアの全体像が、マンガとともにイメージできたのではないかと思います。

国が推進する医師の働き方改革やタスクシェア、タスクシフトという錦の御旗のもと、いま、医療のシステムは大きな転換点を迎えています。従来、手術は外科医主導でした。手術を決めた外科系医師が自ら患者さんのことをいろいろ調べ、必要な介入を必要な部門にそのつど依頼していました。しかし、健康志向、低侵襲手術の進歩、高齢化社会によって、手術適応であっても患者の体力や合併症により手術を行えるのかどうか、外科医自身にも判断が困難な状況が生まれてきました。そこで、関連部門は座して待つのではなく、患者さんを中心に据えて自主的に知恵を持ち寄り、自分たちにできる最善策を患者さんに提供することが必要になってきたのです。

イメージとしては、動画サイトなどでも閲覧できるF1（Formula 1）レースのタイヤ交換、いわゆるピットインのシーンに似ています。ドライバーである外科医が患者さん（車）をピットに入れれば、車体を持ち上げる人、タイヤのねじ回し、タイヤを外す人、つける人、燃料補給、STOP/GOサインを出す人……総勢20名がおのおのの役割を確実に行うことで、わずか2秒で車体をベストコンディションにしてコースに戻すのです。

この本に書いてあることは、可能なアプローチの氷山の一角にすぎません。自分たちの工夫やアイデア次第で、患者予後やADL、QOL改善につながる試みを生み出し、その道のプロとして自律的に提供できる時代がやってきました。私たちがかかわる患者さんたちが、手術という耐久レースを乗り越えて無事にチェッカーフラッグを受けられるよう、一人ひとりの人生を見つめたケアの提供を目指していきましょう！

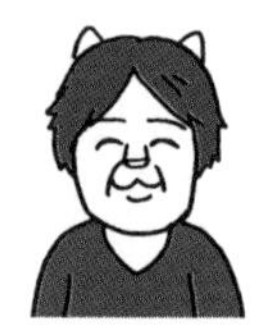

2023年5月

自治医科大学附属病院 周術期センター長
鈴木昭広

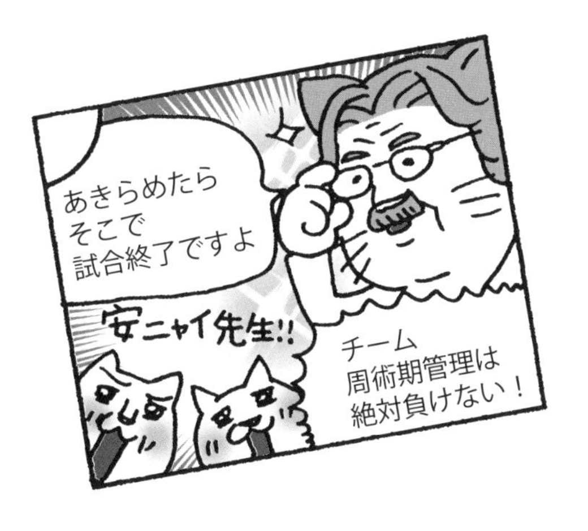
あきらめたら
そこで
試合終了ですよ
安ニャイ先生!!
チーム
周術期管理は
絶対負けない！

ねころんで読める周術期管理のすべて
―ナースと多職種でおさえる術前・術中・術後のキホン

2023年7月1日発行　第1版第1刷

著　者　讃岐 美智義／鈴木 昭広

発行者　長谷川 翔

発行所　株式会社メディカ出版
〒532-8588
大阪市淀川区宮原3-4-30
ニッセイ新大阪ビル16F
https://www.medica.co.jp/

編集担当　江頭崇雄
編集協力　一居久美子／ぽるぽ舎／石風呂春香
装　　幀　市川 竜
イラスト　藤井昌子
組　　版　株式会社明昌堂
印刷・製本　日経印刷株式会社

ISBN978-4-8404-8188-5　Printed and bound in Japan

当社出版物に関する各種お問い合わせ先（受付時間：平日9：00〜17：00）
●編集内容については、編集局 06-6398-5048
●ご注文・不良品（乱丁・落丁）については、お客様センター 0120-276-115